U0177114

本草品彙精要珍抄二種

BENCAO PINHUI JINGYAO ZHEN-CHAO ER ZHONG

〔明〕劉文泰 等 纂

8

广西师范大学出版社

GUANGXI NORMAL UNIVERSITY PRESS

·桂林·

第八册目录

二

〔二〕　『繭』，弘治本作『茵』，與《證類本草》同。

御製本草品彙精要（五）

草之草

玄参
　　无毒

植生

邢州玄参

衡州玄參

江州玄參

玄參

出神農
本經

主腹中寒熱積聚女子產乳

餘疾補腎氣令人目明 以上朱字
神農本經
主暴中

風傷寒身熱支滿往邪忽忽不知人溫瘧

洒洒血瘕下寒血除胸中氣下水止煩渴

散頸下核癰腫心腹痛堅癥定五臟久服

補虛明目強陰益精 名醫所錄

以上黑字

名 端 玄臺 鹿腸 正馬 咸
重臺 逐馬

苗 圖經曰二月生苗葉似脂麻又如槐
柳細莖青紫色七月開花青碧色八

月結子黑色亦有白花莖方大紫赤

色細毛有節若竹者高五六尺葉如

掌大而尖長如鋸齒其根生青白乾

即紫黑新者潤膩一根可生五七枚

合香亦用之

用之

曰生河間川谷及寬句今處處

有之江州衢州邢州

二月生苗

三月四月八月九月取根

暴乾

根黑潤者為好

形如續斷而黑

色	味	性	氣	臭	主	行	反
紫黑	苦鹹	微寒泄	氣薄味厚陰也	香	清咽喉之腫瀉無根之火	足少陰經	藜蘆惡黃耆乾薑大棗山茱萸

製
[雷公云] 凡採得頂用蒲草重重相隔
入甑蒸兩伏時後出攤乾用

治
療 [藥性論云] 除暴結熱風喉痹傷
寒勞復并散瘤瘻癧瘻 [日華子云]
止健忘消腫毒及遊風頭風熱毒
心驚煩躁劣之骨蒸傳尸邪氣

補 [日華子云] 補虛羸勞損

倉
合升麻葛根芍藥甘草療傷寒陽毒
發斑合酒飲療諸毒鼠瘻

禁
勿犯銅器餌之噎人喉喪人目

草之草

秦艽 無毒　　植生

石州秦艽

寧化軍秦艽

齊州秦艽

秦州秦艽

秦艽 出神農
本經 主寒熱邪氣寒濕風痺肢節
痛下水利小便 以上朱字神農本經 療風無問久新
遍身攣急 以上黑字名醫所錄

名
秦瓜

苗
圖經曰 枝幹高五六寸葉婆婆娑娑連莖
梗俱青邑如蒿苣葉六月中開紫邑
花似葛花當月結子根土黃邑而相
交斜長一尺許麤細不等 陶隱居云
根皆作羅紋相交
黃白邑中多衘土

地
圖經曰 生飛鳥山谷及石州寧化軍
秦州齊州今河陝州軍多有之 陶隱

性　平微温散〔日華子云〕泠

味　苦辛

色　土褐

質　形如防風而麤虛

用　根羅紋者爲佳

收　暴乾

時〔採〕二月八月取根
　〔生〕春生苗

〔居云〕今出甘松龍洞蠶陵〔道地〕涇州
鄜州岐州者艮

治	製	反	助	行	主	臭	氣
療圖經曰夜食誤澆食鼠糞亦作黃病因勞發	雷公云以布拭去黃毛破開去土湯洗到碎用	畏牛乳	菖蒲爲之使	手陽明經	風濕黃疸	腥	味厚於氣陰中微陽
黃病有數種傷酒曰酒黃							

黄多痰涕目有赤脈目益憔悴或
面赤惡心用之皆効〔日華子云〕主

〔蕭〕

〔炳云〕治酒黄黄疸大効

〔含〕合牛乳點服之利大小便癢五種黄
病去頭風及發背疑似者○秦艽十
二分牛乳一升同煮七合去滓分温
再服治黄疸心煩熱口乾皮肉皆黄
多服解米脂人食穀不克悅

傳尸骨蒸消痔及時氣

〔禁〕

〔解〕酒毒

草之草

百合　毒無　　　　　植生

滁州百合　　成州百合

百合〔出神農〕主邪氣腹脹心痛利大小便

補中益氣〔以上朱字〕神農本經除浮腫臚脹痞滿寒

熱遍身疼痛及乳難喉痺止涕淚〔以上黑字名醫〕

所錄

名
重箱　摩羅　強瞿　重邁
中逢花　重邁　中庭

苗
〔圖經曰〕苗高數尺榦麤如箭四面有
葉如雞距又似柳葉青邑葉近莖微
紫莖端碧白四五月開紅白花如石
榴嘴而大根如胡蒜重疊生二三十
瓣又一種花黃有黑斑細葉葉間有
黑子不堪入藥〔衍義云〕莖高三尺許

葉如大栁葉四向攢枝而上其顛有

長蘂開淡黃白花四垂向下覆長蘂

花心有櫃邑每一枝顛須五六花子

紫邑圓如梧子生於枝葉間每葉一

子不在花中

地　圖經曰生荆州川谷〔吳氏云〕寬句荆

山及近道處處皆有之〔道地〕滁州成

州

時　〔生〕春生苗四五月開花　〔採〕二月八月取

收　暴乾

用　根下子辦

質	類胡蒜而有辦
色	白
味	甘
性	平緩
氣	氣之薄者陽中之陰
臭	腥
主	傷寒百合病
製	蒸熟用

治

治療 藥性論云 祛百邪鬼魅除心下急

滿痛并脚氣熱欬逆 [日華子云] 安

心定膽并顛邪啼泣狂叫驚悸殺

蠱毒氣脅乳癰發背諸瘡腫毒及

產後血暈 [孫真人云] 煑濃汁服

治陰毒傷寒

[補] [日華子云] 益志養五臟

倉

合蜜蒸令軟時含棗大一塊嚥津療

肺臟壅熱煩悶

草之草

知母 無毒

叢生

衛州知母　　　滁州知母

隰州知母

知母出神農
本經主消渴熱中除邪氣肢體浮
腫下水補不足益氣以上朱字
神農本經療傷寒久
瘧煩熱脅下邪氣膈中惡及風汗內疸多
服令人洩以上黑字
名醫所錄

名

蚳蝑音母　連母　野蓼　地參
水參兒尰草　水浚　貨母
女雷　女理　蜐䖡音母　兒草
鹿列　韭逢　東根　水須
沈燔　昌㐹　藦璏含　水須

苗

圖經曰　春生苗葉如韭四月開青花
如韭花八月結實其根黃色似菖蒲
而枲潤葉至難死掘
出隨生須枯燥乃已

地

圖經曰　生河內川谷今瀨河諸郡解
州滁州亦有之陶隱居云出彭城
地　衛州威勝軍隰州　道

時

生　春生苗
採　二月八月取

臭	氣	性	味	色	質	用	收
香	味厚於氣陰也	寒洩	苦	淡黃	類菖蒲而柔潤有毛	根黃白脂潤者爲好	陰乾

主　瀉腎火補虛勞

行　手太陰經足陽明經少陰經

助　酒爲之使

製　雷公云去蘆及皮槐砧上細切焙木臼內杵上行須用酒炒

治　〔療圖經日〕解溪毒〔陶隱居云〕治熱瘧〔藥性論云〕除心煩燥悶骨蒸熱煩產後蓐勞腎氣勞憎寒患人虛而口乾〔日華子云〕除傳屍疰病通小腸消痰止嗽潤心肺安心止驚悸〔別錄云〕安胎下乳

〔補日華子云〕益虛乏

忌

勿犯鐵器

草之草

貝母　無毒

植生

貝母

貝母　本經

出神農　主傷寒煩熱淋瀝邪氣疝瘕

喉痹乳難金瘡風痓　以上朱字　神農本經　療腹中結

實心下滿洗洗惡風寒目眩項直欬嗽上

氣止煩熱渴出汗安五臟利骨髓　以上黑

字名醫

所錄

名　空草　藥實　苦花　苦菜

　　勤母　蕳　商草

圖經曰　春生苗莖細青色葉亦青似

蕎麥葉隨苗出七月花開碧綠色形

如鼓子花其根圓而有辦黃白色如

聚貝子故名貝母陸機疏云其葉如

四六

栝樓而細小其子在根下如芋子正
白四方連累相著有分解其中獨顆
而無兩辦亦無皴者號曰丹龍精不
入藥用 [唐本注云] 又一種葉如大蒜
蒜熟時採之良 [舊本云] 十
月採恐苗枯根亦不佳也

[地]

[圖經曰] 生晉地及河中江陵府郢壽
隨鄭蔡潤滁州皆有之 [唐本注云] 荆
襄產者佳江南諸州
亦有 [道地] 峽州越州

[時] [生] 二月生苗
[採] 四月八月取根

[收] 暴乾

[用] 根圓白不僵者佳

助	主	臭	氣	性	味	色	質
厚朴白薇爲之使	化痰解欝	朽	味厚於氣陰中之陽	微寒	辛苦	黃白	類半夏而有辦

反 烏頭畏秦艽礬石蓌草惡桃花

製 雷公云凡使先於椰木灰火中炮黃
劈破去內口鼻上有米許大者心一
小顆後拌糯米於鏊上同炒待米黃
熟然後去米生亦可用

治 療圖經日除惡瘡并人面瘡[藥性論]
子云消痰潤肺[衍義日]散心胸鬱
翳消胸脅逆氣并時疾黃疸[日華]
云退虛熱催難産爲末點眼去膚
結之氣

倉 [補陶隱居云]斷穀服之不饑
項下癭疾○合連翹療
合酒調服療胞衣不出○
嗽○合油傅
人畜惡瘡

合沙糖爲丸含化止

【禁】误服丹龙精令人筋脉不收

【解】若误服丹龙精者用黄精小蓝汁解
之立愈

【赝】丹龙精为赝

草之草

白芷　無毒

植生

澤州白芷

白芷 出神農
本經

主女人漏下赤白血閉陰腫

寒熱風頭侵目淚出長肌膚潤澤可作面

脂 以上朱字
神農本經療風邪久渴吐嘔兩脅滿風

痛頭眩目痒可作膏藥面脂潤顏色 以上
黑字

名醫所錄

名

澤芬 白茝音�茝 苻蘺

葉 蓠音歷 麻葯

苗

圖經曰 根長尺餘白色 麤麤細不等枝

幹去地五六寸 春生葉相對婆婆紫

邑闊三指許 花白微黃人伏後結子

立秋後苗枯 楚人謂之葯九歌云辛

萋楣兮葯房王逸

汪云葯白芷也

圖經曰出河東川谷下澤及齊郡今

地所在有之 陶隱居云生下濕地今近

道處處有之 道地澤州吳地尤勝

時

生春生葉

採二月八月取根

臭	氣	性	味	邑	質	用	收
香	氣味俱輕陽也	温	辛	白	類栝樓根而細	根大而不蛀者佳	暴乾

主　頭風侵目排膿生肌

行　手陽明經足陽明經

助　當歸爲之使

反　惡旋覆花

製　[雷公云]採得後刮削上皮細剉用黃精赤細剉以竹刀切二味等分兩度蒸一伏時後出於日中曬乾去黃精用或生用

治　[療][陶隱居云]作湯浴以去尸蟲[藥性論云]止心腹血刺痛及嘔逆明目止淚出女人血崩瀝血腰痛能蝕膿[日華子云]退目赤努肉止胎漏膿

滑落破宿血消乳癰發背癧腸
風痔瘻排膿瘡瘻疥癬止痛生肌
去面皯疵瘢
[補]日華子云生新血
[贋]喪公藤爲贋

草之草

淫羊藿 無毒 植生

沂州淫羊藿　　永康軍淫羊藿

淫羊藿〔出神農本經〕王陰痿絕傷莖中痛利小

便益氣力强志〔神農本經〕堅筋骨消瘰癘

赤癰下部有瘡洗出蟲丈夫久服令人無

子〔以上黑字〕〔名醫所錄〕

名　仙靈脾　黃連祖　千兩金　剛前
　　乾雞筋　放杖草　棄杖草

苗　圖經曰　葉青似杏葉上有刺莖如粟
稈根紫色有鬚四月開白花亦有紫
色碎小獨頭子湖湘出者苗高一二
尺許葉如小豆而圓薄枝莖緊細經
冬不凋根似黃連關中俗呼三
枝九葉草是也其根葉俱堪用

地	時	收	用	質	色	味	性
圖經曰生上郡陽山山谷及江東陝西泰山漢中湖湘間皆有之	生 春生苗 採 五月取葉以不聞水聲處者良	曬乾	葉根	莖如粟稈葉似杏葉	青	辛	寒

氣　氣之薄者陽中之陰

臭　朽

主　堅筋益骨

助　山藥紫芝爲之使

製　[雷公云]須用夾刀去葉四畔花枝盡後細剉每修事一斤用羊脂四兩相對拌炒過待羊脂盡爲度

治　[療曰華子云]治一切冷風勞氣筋骨攣急四肢不仁老人昏耄及健忘　[補曰華子云]補腰膝強心力丈夫絕陽不起女人絕陰無子

〔倉〕合酒浸服療偏風手足不遂皮膚不仁○合葳靈仙食後米湯調服療痘瘡入眼

草之草

黄芩 無毒

叢生

耀州黄芩

潞州黄芩

黄芩 出神農
本經　主諸熱黄疸腸澼洩痢逐水

下血閉惡瘡疽蝕火瘍 神農本經　療痰熱

胃中熱小腹絞痛消穀利小腸女子血閉

淋露下血小兒腹痛○子主腸澼膿血 以上

黑字名

醫所錄名

名

腐腸　空腸　內虛　黃文　經芩

妬婦　邔頭　子芩　狐尾芩

宿芩

苗

〔圖經曰〕苗長尺餘莖幹麤如筯葉從

四面作叢生類紫草亦有獨莖者葉

細長青邑兩兩相對六月開紫花根

黃如知母麤細長四五寸又吳普本

草云二月生赤黃葉兩兩四四相值

其莖空中或方圓高三四尺四月花紫紅

赤五月實黑根黃有中枯而飄者

名腐腸有細實圓者名子芩也

地

〔圖經曰〕生秭歸山谷及宛句今川蜀

河東陝西近郡皆有之〔陶隱居云〕出

彭城鬱州 [道地] 宜州 郴州 涇州 兗州

氣　氣薄味厚陰中微陽

性　平大寒泄

味　苦

色　黃

用　根

收　陰乾

時　[生]春生苗　[採]二月三月八月九月取根

臭 香

主 諸熱

行 手太陰經陽明經

助 山茱萸龍骨爲之使

反 畏丹砂牡丹藜蘆惡葱實

製 去麤皮及腐爛者剉用或酒炒

治 [藥性論云]消熱毒骨蒸寒熱往來腸胃不利破癰氣除五淋令人宣暢去關節煩悶解熱渴治熱腹中疞痛心腹堅脹 [日華子云]下氣主

四六

天行熱疾疔瘡乳癰發背排膿　東
垣云中枯而飄者瀉肺火消痰利
氣除風濕䐈熱於肌表細實而堅
者瀉大腸火養陰退陽滋化源退
熱於膀胱

兌

合白术安胎○合厚朴黃連止腹痛
合五味子牡蒙牡蠣令人有子○合
黃耆白斂赤
小豆療鼠瘻

草之草

狗脊　無毒　　　植生

眉州狗脊　　成德軍狗脊

狗脊 出神農
本經

主腰背強關機緩急周痺寒

濕膝痛頗利老人 以上朱字
神農本經 療失溺不節

男子脚弱腰痛風邪淋露少氣目闇堅脊

利俛仰女子傷中關節重 名醫所錄
以上黑字

名 赤節

百枝 強膂 扶蓋 扶筋 狗青

苗 圖經曰 苗尖細碎青色高尺餘無花
其莖葉似貫衆根長尺許而多岐肉
作青綠色赤有黑色形似狗脊骨故
以名之今方亦以金毛者爲勝 陶隱
居云一種與菝葜相似而小異其莖
葉小肥其節踈其莖大直上有刺葉

色	黃、黑		
質	如犬脊而有毛		
用	根有金毛者為佳		
收	暴乾		
時	〔生〕春生苗 〔採〕二月八月取根		
地	〔圖經曰〕生常山川谷及太行山〔道地〕成德軍眉州溫州淄州		

草薜耳非狗脊也

陶所說乃是有刺

強者〔唐本注云〕今江左俗猶用者是

圓有赤脉根凹凸籠苁如羊角而細

製	反	助	主	臭	氣	性	味
〔雷公云〕凡修事細剉酒拌蒸從巳至申方出乾用	惡敗醬	草薢爲之使	除濕定痛	朽	氣厚味薄陽中之陰	平微溫緩	苦甘

治療藥性論云　治男女毒風軟腳濕痹

賾

補藥性論云益

腎氣虛弱

男子續筋骨

透山藤味苦入頂爲偏

草之草

石龍芮　無毒　叢生

兗州石龍芮

皮膚光澤有子 名醫所錄 以上黑字

本經 平腎胃氣補陰氣不足失精莖冷令人

關節止煩滿久服輕身明目不老 以上朱字神農

石龍芮 本經 出神農 主風寒濕痹心腹邪氣利

名【名】
地椹 石能 彭根 天豆 水菫
天灸 魯果能

苗【苗】
[圖經曰] 一叢數莖莖青紫色每莖三
葉其葉芮短小多刻缺子如葶藶
而色黃 [唐本注云] 今用者俗名水菫
苗似附子葉如桑椹故名地椹生下
濕地五月熟時葉子皆味辛山南者
粒大如葵子關中河北者細如葶藶
氣力劣於山南者 [衍義曰] 石龍芮今
有兩種水中生者葉光而末圓陸生
者葉有毛而末銳入藥須用水生者
陸生者又謂之天灸取少葉操繫臂
上一夜作大泡如火
火燒者是真也

地【地】
[圖經曰] 出泰山川澤石邊 [唐本注云]
生關中河北 [陶隱居云] 近道處處有

性	味	色	質	用	收	時		山
平泄	苦	黃	子類葶藶而黃	子及皮	陰乾	〔採〕五月五日取子二月八日取皮 〔生〕春生苗		兗州 〔道地〕之

氣 氣之薄者陽中之陰

臭 朽

主 除痹舒筋

助 大戟爲之使

反 畏蛇蛻皮吳茱萸

治 療圖經曰能逐諸風除心熱燥
補衍義曰陸生者補陰不足莖常冷

贋 蓄菜子爲偽
精
失

草之飛

茅根 無毒附苗
花根屋茅 叢生

茅根本經

出神農 主勞傷虛羸補中益氣除瘀
血血閉寒熱利小便○苗主下水
以上朱字神農

崩中久服利人名醫所錄 以上黑字
經下五淋除客熱在腸胃止渴堅筋婦人
本

名	苗							地	蒔	收

名　蘭根　茹根　地菅　地筋　兼杜

苗　圖經曰　春生苗布地如鍼俗謂之茅
鍼可㗖甚益小兒夏生白花茸茸然
至秋而枯其根至潔白味亦甘美陸
機草木疏云菅似茅而滑無毛根下
五寸中有白粉者柔韌宜爲索漚之
尤善其未漚者名野菅詩所謂白茅
菅兮是也入藥功用與茅等
其屋苦茅用之須經久者艮
之圖經曰　生楚地山谷田野今處處有

地　圖經曰　生楚地山谷田野今處處有
之道地澶州鼎州

蒔　生春生苗
採四月取花六月取根

收　日乾

用	質	色	味	性	氣	臭	主
根花苗鍼	根類茅香根而麤	白	甘茅鍼甘花甘	寒緩茅鍼平涼花溫	氣之薄者陽中之陰	香	除瘀血下五淋

製

刷去沙土剉碎用

治療

日華子云　療婦人月經不勻遍血
脉淋瀝○茅鍼通小腸○花罨刀
箭瘡止血并痛○屋四角茅止鼻
洪唐本注云　菅花止衄血吐血灸
瘡
藥性論云　白茅破血并止消渴
陳藏器云　茅鍼消惡瘡腫未潰者
煑服之服一鍼一孔二鍼二孔生
捼傅金瘡止血煑服之主鼻衄及

倉

暴下血
合脂膏療諸竹木刺在肉中不出及
因風致腫○屋茅合酒煑療卒吐血
○屋上爛茅和醬汁研傅班瘡蠶齧
瘡○茅鍼合酒煎服療癰毒軟癤不

作頭

禁　妊娠不可服

解　茅屋滴溜水殺雲母毒

草之草

紫菀　無毒

植生

解州紫菀

成州紫菀

紫菀州泗

紫菀 出神農 本經

主欬逆上氣胸中寒熱結氣

去蠱毒痿蹶安五臟 以上朱字

神農本經 療欬唾膿

血止喘悸五勞體虛補不足小兒驚癇 以上

黑字名醫所錄

本草品彙精要 卷二 草部

質	用	收	時	地	苗	色
類重臺根作節而有茸	根潤軟者爲佳	陰乾	採二月三月取根 生春生苗	圖經曰生房陵山谷及眞定邯鄲今耀成泗壽台孟州興國軍皆有之	圖經曰三月布地生苗葉其葉三四相連五月六月開黃紫白花結黑子本有白毛根甚桑細	紫舊　青菀　液牽牛

色	味	性	氣	臭	主	助	反
紫	苦辛	温散	氣厚味薄陽中之陰	香	氣喘欬嗽	欵冬花爲之使	畏茵蔯蒿惡天雄瞿麥雷丸遠志

製 雷公云 凡使去頭土用東流水洗淨
以蜜浸一宿至明於火上焙乾用

治 療藥性論云除尸疰及胸脅逆氣百
邪鬼魅日華子云調中及肺痿吐
血消痰止渴
勞氣虛熱
補藥性論云補虛日華子云潤
肌膚添骨髓衍義曰益肺氣

倉 補藥性論云補虛日華子云潤
肌膚添骨髓衍義曰益肺氣
合欵冬花百部爲散生薑烏梅煎服
療久嗽不瘥

草之草

紫草 無毒 植生

草紫京東　　　　草紫

單州紫草

紫草 出神農本經 主心腹邪氣五疸補中益氣利九竅通水道 以上朱字神農本經 療腹腫脹滿痛 音查 以上黑字名醫所錄 以合膏療小兒瘡及面皶 音查

【名】 紫丹 紫芙 地血 老鴉 茈䓆

苗

[圖經曰]苗似蘭香莖赤節青二月有

花紫白色秋結實赤白人家園圃或

種蒔其根所

以染紫也

地

[圖經曰]生碭山山谷及楚地今處處

有之[陶隱居云]襄陽南陽[道地]單州

東京

爲勝

時

生春生苗

採三月取根

收

陰乾

用

根色赤者爲好

質

莖類葳靈仙而麤壯

色	紫
味	苦
性	寒
氣	味厚於氣陰也
臭	香
主	透斑瘡利水道
製	〔雷公云〕凡使須用蠟水蒸之待水乾取去頭井兩畔髭細剉用每修事紫草一斤用蠟二兩於鎗中鎔鎔盡便投蠟水作湯用

草之草

前胡 無毒

植生

絳州前胡

[治]

[療]圖經曰治傷寒時疾發瘡疹不出
并豌豆瘡[藥性論云]療惡瘡瘑癬
[別錄云]治小便淋瀝痛水調末
服亦治嬰兒童子患疹痘疾

成州前胡　江寧府前胡

淄州前胡　建州前胡

前胡主療痰滿胸脅中痞心腹結氣風頭痛去痰實下氣治傷寒寒熱推陳致新明目益精　名醫所錄

苗

圖經曰　苗青白色似斜蒿初出時有白芽長三四寸味甚香美又似芸蒿七月開白花與葱花相類八月結實根細青紫色今鄜延將來者大與柴胡相似但柴胡赤色而脆前胡黃而桑軟不同耳今諸方所用前胡皆不同京師北地者色黃白枯脆絕無氣味江東乃有三四種一種類當歸皮斑黑肌黃而脂潤氣味濃烈一種色理黃白似人參而細短香味都微又

有如草烏頭膚黑而堅有兩三岐爲

一本者食之亦戟人咽喉然此皆非

前胡

也

地 <u>圖經</u>曰出陝西梁漢江淮荆襄州郡

及相州孟州皆有之<u>道地</u>吳中壽春

及越衢婺陸

等處皆好

時 生 春生苗

採 二月八月取根

收 暴乾

用 根潤實者爲好

質 類北柴胡而柔軟

色	味	性	氣	臭	主	助	反
黃褐	苦	微寒泄	氣味俱薄陰中之陽	香	止痰嗽去寒熱	半夏爲之使	畏藜蘆惡皂莢

製 [雷公云] 凡修事用刀刮去蘆黑皮并
髭土了細剉用甜竹瀝浸令潤於日
中曬乾用之

治 [療圖經日] 下氣化痰 [藥性論云] 去熱
實下氣并時氣內外俱熱 [日華子
云] 去一切勞下一切氣止嗽破癥
結開胃下食通五臟及霍亂轉筋
骨節煩悶反胃嘔逆氣
喘安胎小兒一切疳氣

禁 野蒿根為偽誤服之令人反胃

草之草

敗醬 無毒

叢生

| 江寧府敗醬 |

敗醬 出神農 本經

主暴熱火瘡赤氣疥瘙疽痔

馬鞍熱氣 以上朱字

神農本經 除癰腫浮腫結氣風

以上黑字

痹不足產後疾痛 名醫所錄

名

酸益 鹿腸 鹿首 馬草 澤敗 鹿醬

苗 圖經曰葉似水莨及薇衙花黃根紫色叢生糵如陳敗豆醬之氣故以爲名耳陶隱居云葉似稀薟根似柴胡

地 圖經曰生江夏川谷今江東亦有之 道地江寧府

時 生春生苗 採七月八月十月取根

收 暴乾

用 根

質 根類柴胡

色 紫

味	性	氣	臭	主	行	製
苦鹹	平微寒洩	味厚於氣陰中微陽	臭	癧瘇風痹	手厥陰經足少陰經	[雷公云]凡使收得後便麤杵入甘草葉相拌對蒸從巳至未出焙乾去甘草葉取用

治　療

藥性論云　除毒風痺癢破多年凝

血能化膿爲水及產後諸病止腹

痛除疹煩渴　日華子云　療赤眼障

膜努肉睛耳血氣心腹痛破癥結

產前後諸疾催生落胞血暈排膿

補瘻鼻洪吐血赤白帶下瘡痍疥

癬丹毒　別錄云　蠷螋尿

繞腰者煎汁塗之差

倉

合薏苡仁附子治腹癰腹有膿者

草之草

白鮮　無毒

植生

鮮白州滁 　江寧府白鮮

白鮮出神農本經

主頭風黃疸欬逆淋瀝女子

陰中腫痛濕痹死肌不可屈伸起止行步

以上朱字神農本經療四肢不安時行腹中大熱飲

水欲走大呼小兒驚癇婦人產後餘痛以

黑字醫所錄

名

地羊羶

白羊鮮　白羶　金雀兒椒

苗

圖經曰苗高尺餘莖青葉稍白如槐

亦似茱萸夏開花淡紫邑似小蜀葵

根似蔓菁皮黃白而心實其

氣羶似羊羶故名地羊羶也

地圖經曰	生上谷川谷及寬句今河中
	潤州皆有道地江寧府滁州蜀中
時生	春生苗、
採	四月五月取根又云宜二月取差
晚則	
虛惡	
收	陰乾
用	根上皮
質	類牡丹皮而白
色	白
味	苦鹹

性 寒洩

氣 味厚於氣陰也

臭 羶

主 濕痹風瘡

反 惡螵蛸桔梗茯苓草薢

治 [療][圖經曰]鼠瘻已有口膿血出者煮汁服一升當吐鼠子愈[藥性論云]去一切熱毒惡風瘡疥癬赤爛眉髮脫脆皮肌急壯熱惡寒解熱黃酒黃穀黃勞黃[日華子云]通關節利九竅及血脈并一切風痹筋

骨弱乏遏小腸水氣

天行時疾頭痛眼疼

草之草

酸漿　根無毒　子附　　植生

酸漿

八八

酸醬主熱煩滿定志益氣利水道產難吞

其實立產 神農本經

名

醋漿 苦蘵蘵音錯 蘵寒漿

苗

圖經曰 苗似水茄而小葉亦可食實作房如囊囊中有子如梅李大皆赤黃邑根似葅芹邑白絕苦爾雅所謂葴寒漿郭璞注云今酸漿草江東人呼爲苦葴是也 衍義曰 苗如天茄子開小白花結青殼熟則深紅殼中子大如櫻亦紅邑櫻中腹有細子如落蘇子食之有青草氣此卽苦葴也又一種三葉酸漿草生人家園林亭檻中著地開黃花味酸亦入藥用

草部

氣	性	味	色	用	收	時	地
味厚於氣陰也	平寒	酸苦	莖青根白	葉根實	陰乾	〔採〕五月五日取根　〔生〕春生苗	〔圖經曰〕生荊楚川澤及人家田園中　今處處有之

臭　腥

王　除熱催生泄水

製　搗汁用

治
［療］［陶隱君云］實小兒食之能除熱亦主黃病
［別錄云］根搗汁治黃病
三葉酸漿草陰乾爲末空心合酒下三錢七治婦人赤白帶下
○三葉酸漿草淨洗研絞自然汁合酒各一合令溫煖空心服之治卒患諸淋遺瀝赤澀疼痛不止小便

草之草

鬱金香 無毒

叢生

鬱金香主蟲野諸毒心氣鬼疰鵶鶻等臭

名醫所錄

苗 [圖經曰]陳氏云其香十二葉爲百草之英按魏畧二月三月有花狀如紅藍[陳藏器云]鬱金香平入諸香藥用之說文鬱金芳草也十二葉爲貫將以煮之用爲鬯百草之英合而釀酒以降神也

地 [圖經曰]生秦國

時 生春生苗　採四月五月取莖葉

收 暴乾

用 花莖葉

質 花類紅藍

色 黃

味 苦

性 溫洩

氣 氣厚於味陽中之陰

臭 香

主 除一切臭

治 療陳藏器云 除心腹間惡氣鬼疰

一十二種陳藏器餘

兜納香味甘溫無毒去惡氣溫中除暴冷

廣志云生剽國魏略曰大秦國出兜納香

海藥云

謹按廣志云生西海諸山味辛

平無毒主惡瘡腫瘻止痛生肌

並入膏用燒之能辟遠近惡氣

帶之夜行壯膽安神與茅香

枝合爲湯浴

小兒則易長

風延母味苦寒無毒小兒發熱發強驚癇

寒熱熱淋解煩利小便明目主蛇犬毒惡

本草品彙精要　卷二　草部

瘝癰腫黃疸並煑服之細葉蔓生纓繞草

木南都賦云風衍蔓延於衡皐是也

海藥云

謹按徐表南州記生南海山野中主三消五淋下痰小兒赤白毒痢蛇毒瘰癧等毒一切瘡腫並煎服祇出南中諸無所出也

耕香味辛溫無毒主臭鬼氣調中生烏滓

國南方草木狀曰耕香莖生細葉

大瓟藤水味甘寒無毒主煩熱止渴潤五

臟利小便藤如瓟斷之水出生安南太康

地記曰朱崖儋耳無水處種用此藤取汁
用之

海藥云

謹按太原記生安南朱崖上彼
無水惟大瓠中有天生水味甘
冷香美主解大熱止煩渴潤五
臟利水道彼人造飲饌皆瓠邑

筋子根味苦溫無毒主心腹痛不問冷熱

遠近惡鬼氣汪刺痛霍亂蠱毒暴下血腹

冷不調酒飲磨服生四明山苗高尺餘葉

圓厚光潤冬不凋根大如指亦名根子

土芋味甘寒小毒解諸藥毒生研水服當
吐出惡物盡便止貪食之甘美不饑厚人
腸胃去熱嗽蔓如豆根圓如卵䴔鴣食後
彌吐人不可食

優殿味辛溫去惡氣溫中消食生安南人
種爲茹南方草木狀曰合浦有優殿人種
之以豆醬汁食芳香好味

土落草味甘溫無毒主腹冷疼氣瘲癖作

煎酒亦搗絞汁溫服葉細長生嶺南山谷

土人服之

猲菜豬孝味辛溫無毒主冷氣腹內久寒
切

食飲不消令人能食字林曰猲辛菜南人

食之去冷氣

必似勒味辛溫無毒主冷氣胃閉不消食

心腹脹滿生崑崙似馬藺子

胡面莽味甘溫去疫癖及冷氣止腹痛黄

本草品彙精要 卷十 草部 一〇二

之生嶺南葉如地黃

海藴味鹹寒無毒主癭瘤結氣在喉間下

水生大海中細葉如馬尾似海藻而短也

本草品彙精要卷之十

本草品彙精要卷之十一

草部中品之中

內五種今增圖

紫參　藁本附實　石韋石皮蒐韋附

菒薢　杜蘅　白薇

菝葜蒲八棄八切切葉附　大青　女萎唐附

石香葇宋附　艾葉實附　鼠黏子葉附舊名惡實

水萍　王瓜　地榆

大薊　小薊原附大薊下今分條并增圖　海藻石帆水松馬藻附

已上總四十五種

金釵股　博落廻　毛建草

數低　　仰盆　　離鬲草

蘆藥

草部中品之中

草之草

紫參 無毒 植生

滁州紫參

濠州紫參

晉州紫參

眉州紫參

紫參　出神農

本經　主心腹積聚寒熱邪氣通九

竅利大小便　以上朱字

神農本經　療腸胃大熱唾血

衄血腸中聚血癰腫諸瘡止渴益精　以上

黑字

名醫

所錄

收	時	地	苗	名
				牡蒙 眾戎 童腸 馬行
曬乾	生春初生苗 採三月六月取實	晉州 蒲州 眉州 州 解齊淮蜀州郡皆有之 [道地]滁州濠 圖經曰生河西及宛句山谷今河中	圖經曰苗長一二尺莖青而細葉亦青似槐葉亦有似羊蹄者五月開花白色似葱花亦有紅紫色似水葒者根皮紫黑肉紅白色如地黃狀[別錄]云一種團聚而生根黃赤其實黑大如豆皮黑中紫五月華紫赤有文皮黑	

用	根脂潤者爲好
質	類人參而團聚
色	紫
味	苦莘
性	寒微寒
氣	氣之薄者陰中之陽
臭	香
主	心腹堅脹

反 畏辛夷

製 火炙令紫

治 療藥性論云 散瘀血去心腹堅脹婦
人血閉不通

合治 以半斤用水五升煎二升內甘草一
兩煎取半升分三服療痢

草之草

藁本 無毒 植生

寧化軍藁本

弁州藁本

四

藁本　軍勝威

藁本　出神農
本經
中急除風頭痛長肌膚悅顏色
以上朱字
神農本經
辟霧露潤澤療風邪軃曳金瘡可作沐藥
面脂○實主風流四肢
名醫所錄
以上黑字

名
鬼卿　地新　微莖

苗
圖經曰葉似白芷香如芎藭但芎藭
似水芹而大藁本葉細耳五月有白
花七八月結子根上苗下似禾藁故
以爲名也　陶隱居云俗中皆用芎藭
其根鬚形氣乃相類桐君藥錄言芎藭
藁苗似藁本論說花實皆不同所生
處又異今東山別有藁本
形氣甚相似惟長大爾

地
圖經曰生崇山山谷西川河東州郡
兗州杭州　唐本注云出宕州者爲勝
道地
并州威州
勝軍寧化軍

時
生春生苗
採正月二月取根

收	暴乾三十日
用	根麤大者為好
色	黑
味	辛苦
性	溫散
氣	氣厚味薄陽也〔丹溪云〕陽中微陰
臭	香
主	風邪頭疼

行　足太陽經

反　畏青葙子惡藺茹

製　去蘆水浸潤剉用

治　[療藥性論云]治一百六十種惡風鬼疰流入腰痛冷能化小便通血去膚疵皯酒齄粉刺[日華子云]療癰疾並皮頭風目眩泡[湯液本草云]太陽經風藥逐寒邪結欝於本經治頭腦痛大寒犯腦令人腦痛齒亦痛幷巔頂痛

合　[脂藥]合木香療霧露之氣○合白芷作面脂藥

草之草

石韋 無毒 附
尾韋

叢生

海州石韋

石韋 出神農本經

主勞熱邪氣五癃閉不通利 以上朱字

石韋本經

止煩下氣通膀胱滿

小便水道 神農本經

補五勞安五臟去惡風益精氣 以上黑字名醫所錄

名 石鞭切之夜 石皮

苗 圖經曰 叢生石上葉如椑葉背有毛
而斑點如皮故名石韋 唐本注云生
石傍陰處不蔓延福建一種三月有
花採葉煎湯浴之主風有生於古瓦
屋上者謂之瓦韋

地 圖經曰 生華陰山谷及晉絳滁福州
江寧府皆有之 陶隱居云建平今處
處有之生山谷
石上 道地海州

時 生春生苗
採二月取葉以不聞水及人聲者頁

臭	氣	性	味	色	質	用	收
朽	氣味厚於氣陰中之陽	平泄	苦甘	綠	類椰葉而長大	葉	陰乾

主 補勞利水

助 絡石杏仁為之使得菖蒲良

製 去黃毛微炙

治 療藥性論云除勞及主五淋胞囊結
熱不通膀胱熱澀日華子云治淋
瀝遺
溺

倉 炒末合酒調服療發背

禁 誤用葉上黃毛射人肺令人欬不可
療

草之草

萆薢　無毒　蔓生

典元府萆薢

成德軍草薢　　荊門軍草薢

草薢

卭州草薢

出神農

本經 主腰背痛強骨節風寒濕周

痺惡瘡不瘳熱氣 以上朱字 傷中恚怒陰

神農本經

痿失溺關節老血老人五緩 以上黑字 名醫所錄

名

赤節　白菝葜

苗[圖經曰]根黃白色多節大三指許苗
葉俱青作蔓生葉作三叉似山芋叉
似豢豆葉花有黃紅白數種亦有無
花結白子者舊說此藥有二種莖有
為勝今成德軍所產者根虛輭以輭者
剌者根白實無剌者根亦如山芋
體硬其苗引蔓葉似蕎麥子有三稜
陶隱居云亦似菝葜而小異根大不
甚有角節其
色小淺耳

地[圖經曰]出真定山谷今河陝及荊蜀
諸郡[陶隱居云]今處處有之[道地]典
門軍成德軍
元府邛州荊

時[生]春生苗八月取根
[採]二月

收	暴乾
用	根
質	類葳蕤而有鬚
色	黃白
味	苦甘
性	平緩
氣	氣味厚於氣陰中之陽
臭	香

主 諸痹強筋骨

助 薏苡爲之使

反 畏葵根大黃茋胡牡蠣前胡

製 細剉用

治

療 藥性論云 治冷風痹腰脚不遂

手足驚掣男子讁腰痛久冷是腎

間有膀胱宿水 日華子云 治癱

緩頓風頭旋癎疾中風失音効

補 日華子云 壯水臟

堅筋骨益精明目

合杜仲末溫酒調服療丈夫腰脚痹

倉 緩急 行履不穩 ○合淨貫眾等分爲

杜蘅

草之草

杜蘅　無毒　散生

菝葜爲僞

服二錢治腸風痔漏

末名如聖散空心酒調

杜蘅主風寒欬逆香人衣體 名醫所錄

名

馬蹄香

苗

圖經曰 苗葉都似細辛惟香氣小異
而根亦麁黃白色葉似馬蹄故名馬
蹄香山海經云天帝之山有草狀如
葵其臭如蘼蕪食之已癭郭璞
注云帶之可以走馬或曰馬得之而
健走也今人作浴湯及衣香甚佳 衍

義曰 杜蘅用根似細辛但根色白葉
如馬蹄之下市者往往亂細辛須如
此別之爾雅以謂似葵而香是也將
杜蘅與細辛相對便見真偽況細辛
惟出華州者良杜蘅其色
黃白拳局而脆乾則作團

性	味	色	質	用	收	時	地
						採 生	圖經曰
溫散	辛	白	類白薇細小而拳促	根	暴乾	三月三日取根 春生苗	生江淮間及水澤下濕地今處處皆有之

氣　氣之厚者陽也

臭　香

主　氣奔喘促消痰飲

製　去蘆梗葉并洗去土剉用

治　療藥性論云破留血及項間瘤瘻

贋　及已爲贋

草之草

白薇　無毒　植生

白薇出神農
本經
主暴中風身熱肢滿忽忽不
知人狂惑邪氣寒熱酸疼溫瘧洗洗發作
有時神農本經療傷中淋露下水氣利陰
以上朱字
氣益精久服利人名醫所錄
以上黑字

名　白幕　薇草　春草　骨美

苗　[圖經曰]莖葉俱青頗類柳葉六七月開紅花八月結實根類黃白色頗牛膝而短小者是也

地　[圖經曰]生平原川谷今陝西諸郡及舒潤遼州亦有之[陶隱居云]近道處處有之　[道地]滁州

時　[生]春生苗　[採]三月三日取根

收　陰乾

用　根

質	類牛膝而短細
色	黃白
味	苦鹹
性	平大寒
氣	味厚於氣陰中之陽
臭	香
主	風狂溫瘧
反	惡黃者大黃大戟乾薑乾漆山茱萸 大棗

製 雷公曰以糯米泔汁浸一宿至明取
出去鬚了於槐砧上細剉蒸從巳至
申出
用

治 療陶隱居云治驚邪癲病藥性論云
主百邪鬼魅

草之木

菝葜 無毒 植生

成德軍薢𧄍

江州薢𧄍

江寧府葜菝 　 海州葜菝

菝切蒲八 葜切棄八 主腰背寒痛風痹益血氣止小便利

名 金剛根 王瓜草 名醫所錄

苗 圖經曰 苗莖成蔓長二三尺有刺其葉如冬青烏藥葉又似菱葉差大秋生黃花結黑子大如櫻桃許其根作塊赤黃色江浙人呼為金剛根是也

地 圖經曰 生山野近京及江浙州郡多有之 道地 成德軍海州江州江寧府

時 生春生苗 採二月八月取根

收 暴乾

用	質	色	味	性	氣	臭	主
根結塊者爲好	類萆薢	黃褐	甘	溫平緩	氣厚於味陽中之陰	朽	散腫毒益血氣

信州大青

含療日華子云治時疾瘟瘴〇葉治風

治腫止痛

含葉合鹽搗傅撲損惡瘡〇合米釀酒

療風毒腳弱痹滿上氣

草之草

大青　無毒　叢生

主療時氣頭痛大熱口瘡 名醫所錄

苗 [圖經曰] 春生莖長尺許青紫色苗葉
似石竹花紅紫色似馬蓼亦似芫花
而根黃
色耳

地 [圖經曰] 生江東州郡及荊南眉蜀濠
淄諸州皆有之 [道地] 信州

時 [生] 春生苗 [採] 三月四月取莖葉

收 陰乾

用 莖葉

質 類馬蓼

色　青紫

味　苦

性　大寒

氣　氣薄味厚陰也

臭　腥

主　時行熱疾

治　療陶隱居云治傷寒時行熱毒[藥性論云去大熱并溫疫寒熱[日華子云療熱風心煩悶渴疾口乾小兒[云療身熱疾風天行熱疾兼塗署腫毒

入葛根湯服療傷寒頭痛身強腰脊

倉 痛

解 金石藥毒

草之走

女萎 無毒

蔓生

女萎

女萎主風寒洒洒霍亂洩痢腸鳴遊氣上
下無常驚癎寒熱百病出汗李氏本草一云
止下消食

名　蔓楚　名醫
　　　　所錄

苗　唐本汪云蔓生葉似白歛花白子細
　　荊襄之間名爲蔓楚是也
地　唐本汪云出荊襄之間

時　生初春生苗
　　採二月取莖

收　陰乾

製	主	臭	氣	性	味	色	用
[雷公云]凡使去頭并白蘂槐砧上剉拌豆淋酒蒸從巳至未出㬠令乾用	霍亂驚癎	香	氣之厚者陽也	溫散	辛	青	苗

石香菜_{無毒}

石香菜 叢生

石香菜

石香菜主調中温胃止霍亂吐瀉心腹脹
滿臍腹㽲痛腸鳴_{名醫所錄}

名	石蘇
苗	圖經曰苗葉類萱草根似石菖蒲生山巖石縫中 衍義曰石香菜處處有之不必山巖石縫中但山中臨水附崖處或有之九月十月尚有花
地	圖經曰生蜀郡陵榮資簡州及南中 今處處有之
時	生春生苗 採二月八月取莖
收	陰乾
用	莖花實
色	青綠

味 辛

性 温散

氣 氣之厚者陽也

臭 香

主 調中温胃

草之草

艾葉 無毒 叢生

艾葉王炙百病可作煎止下痢吐血下部

䘌瘡婦人漏血利陰氣生肌肉辟風寒使

人有子

名醫所錄

名

冰臺　醫草

色	質	用	收	時		地	苗
青白	類菊葉而背白有毛	葉實	暴乾作煎勿令見風	採三月三日五月五日取葉	生春生苗	州明州	〔圖經曰〕生田野今處處有之〔道地〕䕫州
							〔圖經曰〕初春布地生苗莖類蒿而葉背白甚香灸百病尤勝用之以苗短者爲佳

味　苦

性　微溫泄

氣　味厚於氣陰中之陽

臭　香

主　灸百病止崩血

製　去枝梗操如絮用

治　[圖經]曰生搗汁止心腹惡氣熟用塌金瘡及中風搐痛不仁不隨[陶]隱居云止傷血并殺蚘蟲[唐本注]云主下血及膿血痢[藥性論]云止

崩血安胎除腹痛○實主明目并

一切風氣[日華子云]葉止霍亂轉

筋并心痛鼻洪及帶下[湯液本草

云]溫胃[別錄云]治傷寒時氣溫病

頭痛壯熱脉盛煑服

[補圖經曰]補虛羸

助水臟強腰

膝暖子宮

[日華子云]實壯陽

血○實合乾薑末蜜丸如梧桐子大

合醋煎療癬及赤白痢下并臟痔瀉

服療一切冷氣鬼

邪毒氣最去惡氣

草之草

鼠黏子　無毒　植生

蜀州鼠黏子

鼠黏子主明目補中除風傷。○根莖療傷

寒寒熱汗出中風面腫消渴熱中逐水久

服輕身耐老 名醫所錄

名 牛旁子 惡實 根 蝙蝠刺 牛菜

苗　圖經曰葉如芋而長實似葡萄核而
　褐色外殼如栗球小而多刺鼠過之
　則綴惹之不可脫故謂鼠黏子亦如
　羊負來之義也根有極大者作菜茹
　益人　衍義曰惡實實是子也今謂之牛
　蒡子在蒡中蒡上有細鉤多至百十
　未去蒡時又謂之鼠黏子根長一二
　尺麤如拇指謂之牛菜本爲一物而
　根實之名
　不同耳

地　地圖經曰生魯山平澤今處處有之道
　地蜀州

時　生春生葉夏結實
　採秋後取子冬月取根

收　暴乾

用	質	色	味	性	氣	臭	主
根實莖	實類柏子而匾	黑褐	辛	平散	氣之薄者陽中之陰	香	咽喉痛瘡瘍毒

〔行〕
通十二經脉

〔製〕
〔雷公云〕用子淨揀勿令有雜子凡用以酒拌蒸待上有白霜拭去焙乾別搗如粉入藥○用根以竹刀或荊刀刮去皮去蒸暴之

〔治〕
〔療〕
〔唐本注云〕一枚可出癰疽○風藏瘕冷氣吞根主牙齒爽

〔藥性論云〕根主痛勞癰腳緩弱風毒癰疽咳嗽傷肺肺癰疽疝瘕積血面目煩悶四肢不健通十二經脉毒洗五臟惡氣腫諸瘻○

〔陳藏器云〕葉搗傅杖瘡不膿辟風

〔湯液本草云〕子利咽膈潤肺散氣

〔別錄云〕子散肢節筋骨煩熱毒○根搗汁療時氣餘熱不退煩躁發

渴四肢無力不能飲食○莖葉取汁夏月多浴去皮間習習如蟲行風洗了慎風少時消一切腫毒

【補】藥性論云　根作菜食令人身輕

【倉】子末浸酒任性服多少除諸風明目利腰脚○合馬藺子療喉痺○合荊芥穗等分療瘡疱將出如瘡瘢已出服之亦妙○合浮萍薄苛等分療皮膚風熱遍身生癮癢○合荊芥炙甘草療風壅痰涎多睡咽膈不利○根搗汁合蜜療中暴風○莖葉搗取濃汁合無灰酒鹽花糖火煎成膏療風頭及腦掣痛不可禁者亦主時行頭痛

【禁】用根須蒸暴乾不爾令人吐

水萍

解 丹石毒

草之走

水萍 無毒

浮生

水萍 出神農 本經

主暴熱身癢下水氣勝酒長
鬚髮止消渴久服輕身 以上朱字神農本經下氣以

沐浴生毛髮 以上黑字名醫所錄

名
水花 水白 水蘇 萍菜

苗
圖經曰 此是水中大萍葉圓闊寸許
葉下有一點如水沫名萍菜爾雅謂
之萍其大者曰蘋季春始生可糝蒸
以爲茹也蘇恭云此有三種大者曰
蘋中者曰荇菜卽下條之鳧葵小者
曰浮萍卽溝渠間生者是也 高供奉
歌曰不在山兮不在岸採我之時七
月半選甚癱風與緩風些小微風都

味	色	質	用	收	時	地		
辛酸	青綠	類鳧葵	葉	暴乾	採三月七月取	〔圖經〕曰生雷澤池澤今處處溪澗水		不筭豆淋酒內下三
					生春生			九鐵愰頭上也出汗
						間皆有之		

性　寒散

氣　氣薄味厚陰中之陽

臭　腥

主　消水腫利小便

製　爲末或搗汁用

治　〔療圖經曰〕惡疾遍身瘡濃煮汁漬浴之〔日華子云〕治毒風熱疾熱狂煩腫毒湯火瘡風瘮〔陳藏器云〕小萍子末傅面䵟亦可傅熱瘡又爲膏長髮

合　合栝樓人乳為丸止消渴○為末合
酒服除中毒○合雞子清貼發背毒
腫燉熱赤爛○浮萍草一兩以四月
十五日者合麻黃去節根桂心附子
炮裂去臍皮各半兩擣篩每服二錢
以水一中盞入生薑半分煎至六分
不拘時和滓服治時

解　行熱病汗出乃瘥
蛇咬毒入腹擣絞汁飲之

草之走

王瓜　無毒　　蔓生

均州王瓜

王瓜
出神農
本經
主消渴內痺瘀血月閉寒熱
酸疼益氣愈聾
以上朱字
神農本經療諸邪氣熱結
鼠瘻散癰腫留血婦人帶下不通下乳汁
止小便數不禁逐四肢骨節中水療馬骨

剌人瘡

以上黑字名醫所錄

鉤菇　土瓜　老鴉瓜

圖經曰　月令云四月王瓜生即此也

蔓生葉似栝樓圓無义缺有剌如毛

五月開黃花花下結子如彈丸而長

生青熟赤根似葛細而多糝謂之土

瓜根北間者其實纍纍相連大如棗

皮黃肉白苗葉都相似但根狀不同

瓜根之種如栝樓其殼徑七八

耳衍義曰王瓜體如栝樓其殼徑七八

一種長二寸許上微圓下尖長

今人又謂之赤雹子其根即土瓜頭

月間熟紅赤色殼中子如螳蜋土瓜根

也於細根上又生淡黃根三五

相連如大指許根與子兩用三五

性	味	色	質	用	收	時	地
寒泄	苦	紅	實類栝樓實而小長根類葛細而多糝	根實葉	陰乾	生四月生苗　採三月取根七八月取實	圖經曰　生魯地平澤田野及人家墻垣間今處處有之

氣　味厚於氣陰也

臭　腥

製　剉碎用

治　療

[唐本注云] 王瓜除黃疸破血 [藥性]

論云 子王蠱毒并小便數遺不禁生用

[日華子云] 子潤心肺除黃病生用

肺痿吐血腸風瀉血赤白痢炒用

○根主通血脈天行熱疾酒黃病

壯熱心煩悶吐痰痰瘧落胎 [陳藏器]

撲損消瘀血破癥瘕落胎 排膿熱勞

[王云] 瓜主蠱毒小兒閃癖痞滿并

瘧 ○根及葉擣絞汁服當吐下宜

少進之有小毒故也 [別錄云] 土瓜

根主小便不通及關格生擣根取

汁以少水解之筒中吹下部取通

禁　妊娠不可服

倉　土瓜根末合酒服下乳汁每服一錢
日三

草之草

地榆　無毒　植生

衢州地榆　　江寧府地榆

地榆本經

主婦人乳痓痛七傷帶下病

止痛除惡肉止汗療金瘡神農本經止膿

血諸瘻惡瘡熱瘡消酒除消渴補絕傷產

後內塞可作金瘡膏名醫所錄 以上黑字

名

王豉

苗

圖經曰宿根生苗布地莖直高三四

尺對分出葉葉似榆少狹細長作鋸

齒狀青色七月開花如椹子紫黑色

又如豉故名玉豉根外黑裏紅似柳

根其葉山人乏

茗時採之作飲

性	味	色	質	用	收	時	地
微寒收	苦甘酸	黑	類續斷而肥	根如綿輭者爲好	暴乾	〔採〕二月八月取根 〔生〕三月生苗	〔圖經曰〕生桐柏宛句山谷及平原川澤今處處有之 〔道地〕江寧府衞州

治	製	反	助	主	臭	氣
[療][圖經]曰止小兒痾痢煮之如飴糖服之便愈[唐本注云]除帶十二病孔氏音義云一日多赤二日多白三日月水不通四日陰蝕五日子	夫蘆剉碎	惡麥門冬	得髮良	月經不止腸風瀉血	腥	味厚於氣陰也

臟堅六日子門僻七日合陰陽患

痛八日小腹寒痛九日子門閉十

日子宮冷十一日夢與鬼交十二

日五臟不定 [藥性論云] 除產後餘

瘀疹痛愈金瘡止血痢蝕膿

[日華子云] 排膿止吐血鼻洪月經

不止血崩產前後諸血疾及

赤白痢水瀉濃煎止腸風

[倉] 合鼠尾草療下血二十年者等分水

煎服

[禁] 虛寒人及水瀉白痢者不可輕用

[解] 搗根汁飲之解毒蛇蝥人蝲犬咬傷

之毒

草之草

冀州大薊

大薊 無毒

植生

大薊主女子赤白沃安胎止吐血衄鼻令

人肥健

名所錄

名 醫

名 剌薊 山牛旁

苗 衍義曰 大小薊皆相似花如髻但大

薊高三四尺葉皺小薊高一二尺許

葉不皺以此爲異

謹按本經大小薊混名同條然大

薊生山谷而小薊生平澤二薊莖

葉相似比小薊但肥大耳以功力

言之則有殊也二物皆能破血大

薊專主血疾不能消癰腫也

薊破血之外亦療癰腫而小

地 圖經曰 舊不著所出州土今處處有

之道地 薊州山谷

時 生 二月生苗

採 四月取苗九月取根

收 陰乾

用	質	色	味	性	氣	臭	主
根苗花葉	類紅藍花	青	苦	平泄	味厚氣薄陰中之陽	香	諸血瘡腫

製 剉碎用

治 療圖經曰消癰腫藥性論云止崩中
下血別錄云根煮汁服治陰冷漸
漸冷氣入陰囊腫
滿夜疼悶不得眠

補 日華子云滋養下氣

倉 葉汁合酒并小便療腸癰腹臟瘀血
血暈撲損○合鹽研窨傅惡瘡疥癬

忌 犯鐵器

草之草

小薊 無毒 植生

冀州小薊

小薊根主養精保血所錄

青刺薊 千針草

名醫

苗

圖經曰苗高一二尺許葉多刺心中
出花頭如紅藍花而青紫色北人呼
爲千針草初生二三寸時并根作茹
食之甚美然小薊力微只可退熱不

質	用	收	時		地		
類紅藍花而短小	根苗葉	陰乾	採四月取苗九月取根	生二月生苗五月開花	平澤別錄云北地者為勝道地冀州	之陶隱居云田野甚多唐本注云生	圖經曰舊不著所出州土今處處有

人害

人取為蔬甚適用雖有微芒亦不能

似大薊能補養下氣也 衍義曰山野

色	味	性	氣	臭	主	製	治
青	甘	溫緩	氣之厚者陽也	香	諸血	剉碎用	〔療〕〔圖經曰〕根汁止吐血衂血下血〔唐本注云〕破血〔日華子云〕根除熱毒

風并胸膈煩悶開胃下食退熱○

苗生研汁服去煩熱[陳藏器云]破

血等小薊絞取汁溫服[別錄云]作

宿血止新血暴下血血崩金瘡出

菜羹食之除風熱○根主崩中又

女子月候傷過○葉主封金瘡血

不止并取汁服療夏月熱煩悶不

止并心熱吐血又鼻窒塞不通

[補] [日華子云]

根益虛損

[食]

作煎和糖合金瘡及蜘蛛蛇蠍毒○

搗汁合蜜少許療乳石發動壅熱心

悶吐血○搗汁合酒服或末以水調

[忌]

犯鐵器

服三錢治九竅出血

草之草

海藻　無毒附石帆

水松馬藻　水生

藻海

海藻　本經

出神農　主瘿瘤氣頸下核破散結氣

癰腫癥瘕堅氣腹中上下鳴下十二水腫

以上朱字

神農本經 療皮間積聚暴瘄留氣熱結利

小便

以上黑字 名醫所錄

【名】 落首 薄 薄 海蘿

【苗】 【圖經曰】葉似羅（藫音）生海中根著水底
石上黑色如亂髮而粗大類水藻謂
之大葉藻一種如短馬尾者生淺水則
細而黑色海人以繩繫腰沒水下則
得之二種不分功狀總謂之海藻者
由其皆生於海其味鹹能頓堅之義者
也若詩所謂于以採藻于彼行潦陸
機云藻水草也生水底亦有二種一
種葉如雞蘇莖似筋長四五尺一種
莖葉如釵股葉如蓬蒿謂之聚藻二藻

但能作茹而已非海中所生者其味
未必鹹其功未必同也又有石帆平
無毒生海嶼石上狀如栢梗高尺許
如筋紫色無葉見風漸硬色如漆其
華離樓相貫連死則浮水中人於海
邊得之稀有見其生者水松其形似
松出南海交趾又有馬藻大寒生水
上如馬齒相連者是也三物各有療
疾之功故併附之

地　〔圖經曰〕生東海池澤今出登萊諸州
海中皆有之

時　〔生〕無時
　　〔採〕七月七日取

收　暴乾

用	質	色	味	性	氣	臭	主
莖葉	類水藻而細	黑	鹹	寒頓	氣薄味厚陰也	腥	散癭瘰潰堅腫

【反】
甘草

【製】
雷公云凡使先須用生烏豆并紫貝
天葵同蒸一伏時候日乾用之

【治療】
〔圖經曰〕治水癟〔藥性論云〕辟百邪
鬼魅除氣疾急滿去疝氣下墜疼
痛核腫腹中雷鳴幽幽作聲〔孟詵〕
云起男子陰氣消男子癩疾〔別錄〕
云消宿食療五膈痰壅水氣浮腫
腳氣貢狔氣〔陶隱居云〕水松療溪
毒〔陳藏器云〕馬藻大寒搗傅小兒
赤白遊瘮火焱熱瘡絞汁服去暴
熱熱痢止渴○石帆王
婦人血結月閉石淋

【倉】
如梅李并療頭下卒結囊欲成瘻
合酒漬數日稍稍飲之療頷下療癭

草之草

澤蘭 無毒

植生

禁 北人不可多食食之倍生諸病妊娠
亦不可服○水松食之生水腫

梧州澤蘭

澤蘭

出神農
本經

主乳婦內衄中風餘疾大腹

水腫身面四肢浮腫骨節中水金瘡癰腫

瘡膿以上朱字 產後金瘡內塞以上黑字

神農本經 名醫所錄

虎蘭 龍棗 虎蒲 水香

虎蘭

苗 [圖經曰] 根紫黑色似粟根二月生苗
高二三尺莖葉青紫色作四稜葉生
相對如薄苛微香七月開花帶紫白
色蔓通紫色亦似薄苛花荊湖嶺南
人家多種之壽州出者無花子與蘭
草大抵相類但蘭草生水傍無枝莖
葉光潤根小紫而澤蘭生水澤中及
下濕地葉尖微有毛不光潤方莖紫
節 [雷公曰] 使須分別大澤蘭形葉圓
根青黃生血調氣與榮合小者迴別

地 [圖經曰] 生汝南諸大澤傍今荊隨壽
蜀州河中府皆有之 [道地] 徐州梧州

時 [生] 春生苗 [採] 三月三日取莖葉

收 陰乾

用	質	色	味	性	氣	臭	主
莖葉	狀如薄荷	青紫	苦甘	微溫泄	氣厚味薄陽中之陰	微香	養血氣去虛腫

助 防巳爲之使

製 雷公云凡修事細剉以絹袋盛懸於屋南畔角上令乾用

治

療藥性論云治產後肚腹痛血氣衰冷成勞瘦蠱又除通身面目大腫并婦人血瀝腰痛

日華子云通九竅利關脈破宿血消癥瘕產前產後百病通小腸長肉生肌消撲損瘀血治鼻洪吐血頭風目痛婦人勞瘦丈夫面黃

別錄云小兒蓐瘡嚼澤蘭心封上

草之草 水生

昆布 紫菜附 無毒

昆布

昆布主十二種水腫癭瘤聚結氣瘻瘡 名醫

所錄

苗 陶隱居云 生南海葉如手大似薄葦
紫色出高麗絢作繩索如卷麻而黃
黑色柔靭可食 海藥云 生東海水中
其草順流而生新羅者黃黑色葉細
胡人採得搓之為索又有一種紫菜
附石生南海上正青取乾之則紫色
而亦有療疾之

功故附于此

地 圖經曰 生東海今亦出登萊諸州 陶
隱居云 出高麗及南海有之

時 生 無時
採 無時

一九二

收	用	質	色	味	性	氣	臭
陰乾	葉	類紫菜而匾厚	紫赤	鹹	寒頓	味厚於氣陰也	腥

【主】散癭療潰堅腫

【製】雷公云凡使先同弊觥箄煮去鹹味焙細剉用每修事一斤用觥箄大小十箇同昆布細剉二味各一處下東流水從巳煮至亥水旋添勿令少

【治】療藥性論云利水道去面腫并惡瘡鼠癭〔陳藏器云〕陰䕔含之咽汁○紫菜味甘寒主下熱煩多食令人腹痛發氣吐白沫飲少熱醋消之

【倉】擣末合醋浸含之嚥津治癭氣結核瘰癧腫硬

【禁】久服瘦人妊娠亦不可服

草之走

防巳　無毒附

木防巳　蔓生

興化軍防巳

黔州防巳

防巳　出神農　主風寒溫瘧熱氣諸癇除邪
本經

利大小便　以上朱字神農本經療水腫風腫去膀胱
熱傷寒寒熱邪氣中風手腳攣急止洩散
癰腫惡結諸蝸疥癬蟲瘡通腠理利九竅

名 解離

苗 圖經曰漢中出者苗葉小類牽牛莖
梗甚嫩折其莖一頭吹之氣從中貫
如木通類截斷有紋如車輻色黃堅
實而香它處者青白虛輭及有腥氣
木防巳不任用也
皮皴上有丁足子名

地 圖經曰生巴化軍黔中宜都建平華
州道地漢中為勝

時 採二月八月取根
生春生葉

收 陰乾

用	質	色	味	性	氣	臭	主
根大而有粉者爲好	類木通黄實而香	黄	辛苦	平溫洩	氣薄味厚陰中之陽	香	利竅滲濕

行 十二經

助 殷孽為之使

反 女菀鹵鹹

漢防巳畏草薢惡細辛○木防巳畏

製 雷公云凡用與車前根相對同蒸半日後出臙出車前草根細剉之

治 療陶隱居云療風水氣

藥性論云袪濕風口面喎斜手足疼散留痰主肺氣嗽喘○木防巳治男子肢節中風毒風不語及散結氣擁腫温瘫風水腫

倉 合葶藶等分為末糯米飲調服治肺痿咯血多痰

忌 生葱

解 殺雄黃毒

贋 木通爲僞

草之草

天麻 無毒 植生

郡州天麻

天麻主諸風濕痹四肢拘攣小兒風癇驚
氣利腰膝強筋力久服益氣輕身長年 名
醫

所
錄

名 定風草 龍皮 赤箭脂

苗

圖經曰春生苗初出若芍藥獨抽一
莖直上高三二尺如箭簳狀青赤色
故名赤箭脂莖中空依半以上貼莖
微有尖小葉稍頭生成穗開花結子
如豆粒大其子至夏不落都透虛入
莖中潛生土內其根形如黃瓜連生
一二十枚大者有重半斤或五六兩
其皮黃白色陶隱居云莖端結實狀
若續隨子至葉枯時子黃熟其根連
一二十枚如天門冬之類亦如蘆菔
大小不定彼人多生噉之或
蜜漬爲果或蒸煮食之

地

圖經曰出郢州利州泰山嶗山諸山
道地今京東京西湖南淮南州郡亦有之
郢州邵州
郢州者佳

氣	性	味	色	質	用	收	時
							採生
氣之薄者陽中之陰	平散	辛	黃白	類黃瓜而微小	根白而明淨者爲好	暴乾	二月三月五月八月取根 春生苗

臭　香

主　諸風眩暈

製　初取得去蘆乘潤刮去皮蒸之暴乾
用

治
療　藥性論云治冷氣癖癥癰緩不遂
語多恍惚多驚失志日華子云殺
療熱毒癰腫別錄云子主諸毒惡氣
鬼疰蠱毒通血脉關竅陳藏器云
支滿寒疝下血○子去熱氣
補日華子云助陽氣五勞七傷

禁
御風草緣與天麻相似只是根莖有
斑葉皆白有青黠使御風草根若與
天麻同用卽令人有腸結之患

二〇四

草之草

高艮薑 無毒

叢生

儋州高艮薑

高良薑主暴冷胃中冷逆霍亂腹痛 名醫所錄

雷州高良薑

【苗】
【圖經曰】春生莖葉如薑苗而大高一
二尺許花紅紫色如山薑陶隱居云
形氣與杜若相似生嶺南者形大虛
軟江左者細緊亦不甚辛其實一也

【地】
【陶隱居云】出高良郡今嶺南諸州及
黔蜀皆有之【道地】儋州雷州

時	收	用	質	色	味	性	氣
生春生苗 採二月三月取根	暴乾	根	類菖蒲而堅	赤	辛	大溫	氣之厚者陽也

臭 香

主 心腹冷痛

製 剉碎用

治 [療] [藥性論]云治腹久冷胃氣逆嘔吐
祛風破氣腹冷氣痛及風冷痹弱
并下氣冷逆衝心腹痛吐瀉[日華
子]云治轉筋瀉痢反胃嘔食消食
[陳藏器]云益
聲好顏色

倉 七立止

解 為末合米飲調服治心脾痛以一錢
酒毒

草之草

百部根 唐本云
　　　有小毒

叢生

衞州百部

峽州百部 滁州百部

百部根主欬嗽上氣 名醫所錄

名

婆婦草

圖經曰春生苗作藤蔓葉大而尖長
頗似竹葉面青色而光根下作撮如
芋子一撮十五六枚黃白色
云其根數十相連似天門冬而苦強

博物志云九真有一種草似百部但
長大耳懸火上令乾夜取四五寸短
切含咽汁勿令人知主暴欬嗽甚良
為欬藥恐其土肥潤處是以長大為
異 雷公云忽有一窠自有八十三條
者號曰地仙苗若修事餌之壽可千
歲

三二一

味	色	質	用	收	時		地
					採 生		圖經曰
苦甘	黃白	類天門冬而細小	根肥潤者佳	暴乾	二 春 月 生 三 苗 月 八 月 取 根	峽 州	舊不著所出州土今江湖淮 陝齊魯州郡皆有之道地衛州滁州

性	氣	臭	主	製	治	斂
微寒	氣厚味薄陽中之陰	腥	益肺氣	〔雷公云〕凡用竹刀劈破去心酒浸一宿漉出焙乾用之或生用亦可	〔療藥性論云〕療疳蚘傳尸骨蒸勞殺蚘蟲子云療肺熱上氣欬逆〔日華〕 〔補藥性論云〕潤肺 寸白蟯蟲并治一切樹木蛀蚛	汁合生薑汁煎服二合療卒嗽〇炙合酒浸空腹飲去蟲蠶咬兼疥癬瘡

【贋】今房山以萱草根蒸壓令匾市之亂
真然百部根細潤肥膩而色黃白萱
草根虛輭而色
微紫爲異耳

草之草

茴香子 無毒 叢生

簡州茴香子

茴香子主諸瘻霍亂及蛇傷 名醫所錄

名

懷音懷 香子

苗

圖經曰三月生葉似老胡荽極踈細
作叢至五月高三四尺七月生花頭
如傘蓋黃色結實如麥而小青色北
人呼爲土茴香者是今人家園圃種

味 | 色 | 用 | 收 | 時 | 地 | | |
辛 | 青褐 | 實 | 陰乾 | 採八月九月取實 | 生春生葉 | 及近郡皆有之[道地]簡州 | 圖經曰本經不載所出今交廣諸蕃 | 之甚多[衍義曰]茴香葉似老胡荽此
 | | | | | | | | 誤矣胡荽葉如蛇床茴香徒有葉之
 | | | | | | | | 名但散如絲髮特異諸草其枝上時
 | | | | | | | | 有大青蟲形如蠶亦治小腸氣甚良

二二六

性	平 散
氣	氣厚於味陽也
臭	香
主	腎勞癲疝
行	手太陽經少陰經足太陽經少陰經
助	得酒良
製	微炒搗碎用
治	療[圖經曰]除惡毒癰腫或連陰髀間疼痛急攣牽入小腹不可忍一宿

則殺人者用茴香苗葉搗取汁服
之其滓以貼腫上冬間根亦可用

【唐本注云】茴香子主膀胱腎間冷
氣及育腸氣調中止痛嘔吐【藥性
論云】破一切臭氣又卒惡心腹中
不安取莖葉煮食之即瘥【日華子
云】茴香子除乾濕腳氣開胃下食
及膀胱痛陰疼【衍義曰】茴香子療
膀胱腫痛調和胃氣并小腸氣

【合治】茴香子合生薑同搗令勻淨器內濕
紙蓋一宿灸以銀石器中文武火炒
令黃焦爲末酒丸桐子大服十丸茶
酒下理脾胃進食○生搗莖葉汁合
熱酒等分服之療卒腎氣衝脅如
刀刺痛喘息不得亦理小腸氣

草之草

款冬花 無毒

叢生

秦州款冬花

花冬款州潞　　花冬款州耀

款冬花

款冬花 出神農
本經

主欬逆上氣善喘喉痹諸
驚癇寒熱邪氣 以上朱字
神農本經 消渴喘息呼吸
以上黑字
名醫所錄

名 鑽凍

橐吾 顆凍 虎鬚 菟奚 氐冬

苗

圖經曰 根紫色莖青葉紫似草蘚十
二月開黃花青紫蕚去土一二寸初
出如菊花蕚通直而肥實無子卽陶
隱居所謂出高麗百濟者近此類也
又有葉如荷而圓容數合俗呼為蜂
一升小者數合俗呼為蜂斗葉又
生者是也 衍義曰 百草中惟此不顧
名水斗葉卽唐注所謂大如葵而叢
永雪之下至時亦生芽春時人或採
永雪最先至春也世又謂之鑽凍雖在
以代蔬入藥須微見花者艮如巳苽
芳則都無力也今人又多使如筋頭
者恐未有花耳

地

圖經曰出常山山谷及上黨水傍今
關中亦有之 唐本注云 雍州南山谿

水華州山谷澗間　[道地]
晉州潞州耀州秦州

時　[生]春生苗　[採]十一月取花

收　陰乾

用　花

質　類枇杷花未舒者

色　赤紫

味　辛甘

性　溫散

氣	臭	主	助	反	製	治
氣之厚者陽也	香	温肺止嗽	杏仁爲之使得紫菀良	畏貝母辛荑麻黄黄耆黄芩黄連青葙惡皂莢消石玄參	〔雷公云〕凡採得須去向裏花蘂殼者并枝葉用以甘草水浸一宿却取款冬花葉相拌一夜臨用時去兩件拌者煞乾用 〔又向裏實如粟零殼者〕	〔療藥性論云〕清肺氣心促急熱乏勞嗽連連不絕涕唾稠粘肺癰吐膿

二三四

草之草

紅藍花 無毒　　　　植生

[日華子云]潤心肺除煩消痰肺痿

吐血心虛驚悸洗肝明目及中風

等疾[衍義云]有人病嗽多日或教

、以燃欵冬花三兩枚於無風處以

筆管吸其烟滿口則嚥之數日劾

[補][日華子云]益五臟補勞劣

紅藍花

紅藍花主產後血暈口噤腹內惡血不盡
絞痛胎死腹中並酒煮服亦主蠱毒下血
堪作臙脂○苗生擣碎傅遊腫○子吞數
顆主天行瘡子不出○臙脂主小兒聤耳

滴耳中所録

名

紅花 黄藍

苗

圖經曰此即紅花也今處處場圃中
冬月佈子於熟地至春生苗狀如大
薊莖端作梂彙多刺五六月花藥出
梂上圍人乘露採之採已復出至盡
而罷梂中結實白顆如小豆大其花
可以染眞紅但葉頗似藍故有藍名
耳博物志云此種乃
張騫使西域所得也

地

圖經曰出梁漢及西域今滄魏亦種
之道地鎮江

時

生春生苗
採五六月取花

臭	氣	性	味	色	質	用	收
香	氣厚於味陽中之陰	溫散	辛甘苦	紅	類小薊藥	花實	暴乾

主 破血

治療 圖經曰花絞汁服主婦人產暈欲
絕者并產後血病及喉痹壅塞不
通○子主女子中風血熱煩渴唐
本注云花主口噤不語血結產後
諸疾別錄云花療一切腫
○子療產後中風煩渴

含 療六十二種風兼腹內血氣刺痛○
以二錢半合酒一大升煎強半頓服
五錢爲末合酒二中盞煎取一盞併
服如口噤斡開灌之治產後血暈心
悶氣絕○新者三兩合無灰酒童便
各半升煮一大盞冷服療血暈絕不
識人煩悶者

草之草

京三稜 無毒附雞爪 植生

三稜石三稜

随州京三稜

河中府京三稜

江寧府京三稜

京三稜主老癖癥瘕結塊俗傳昔人患癥

癥死遺言令開腹取之得病塊乾硬如石

文理有五色人謂異物竊取削成刀柄後

因以刀刈三稜柄消成水乃知此可療癥

癥也

名醫所錄

苗

圖經曰　春生苗高三四尺似茇蒲葉

皆三稜五六月開花似莎草黃紫色

霜降後採根削去皮鬚黃色形扁長

如小鯽魚狀體重者佳多生淺水傍

或陂澤中其根初生成塊如附子大

或有扁者傍生一根又成塊亦出苗

其不出苗只生細根鈎屈如爪者謂
之雞爪三稜又不生細根者謂之黑
三稜大有大小不常其色黑狀似烏梅而
稍大有鬚相連蔓延體輕去皮卽白
三者本一物但力有剛柔各適其用
因其形非兩物也如河中府烏喙又有石三
之類本形非名如烏頭烏喙雲母雲華
稜根黃白色形亦有釵股綠色如石蒲三
白色如紅蓼花上亦有三稜四月開花
苗高及尺葉似五月採根亦消積氣
一說本經生於荊楚字當作荊以著
其地本用皆用京非也今世都不復有
三稜所用皆用之雖世醫不以爲謬蓋
多舉世皆用之淮南紅蒲根耳秦州尤
流習既久用根者不識其苗採藥者
莫究其用因緣差失不復更辨今紅者

蒲根至堅重刻削而成莫知形體又
葉扁莖圓不復有三稜處不知何緣
名三稜也今三稜皆獨有二根傍引
而無直下者其形大體亦多如鯽魚
狀也

地 圖經曰舊不著所出地土今河陝江
淮荆襄間皆有之 道地 隨州荆州

時 生春生苗 採五月取根

收 暴乾

用 根體重者佳

質 形扁如鯽魚

色　黄

味　苦

性　平溲

氣　味厚於氣陰中之陽

臭　朽

主　消瘀血破積氣

製　火炮去皮鬚

治　[療]日華子云治婦人血不調心腹痛消惡血通月經除氣脹消撲損瘀

血產後腹痛血暈幷宿血不下湯

液本草云破血中之氣及破積氣

別錄云煎汁

洗妳下乳汁

含 取汁合米麹爲羹粥治小兒氣癖與

乳母食每日取一棗大與小兒食尼

小兒十歲以下及新生百日

無問癎熱無辜疰癖並治之

禁 妊娠不可服元氣虛者勿用

贋 紅蒲根爲僞

草之草

薑黃 無毒附 叢生

蒁藥

澧州薑黃

隨州薑黃

薑黃主心腹結積疰忤下氣破血除風熱

消癰腫功力烈於鬱金　名醫所錄

[苗]

[圖經曰]葉長一二尺許闊三四寸青
緑色有斜文如紅蕉葉而小花紅白
色至中秋漸凋春末復生其花先生
次方生葉不結實根盤屈黃色類生
薑而圓有節或云真者是經種三年
以上老薑能生花花在根際一如蘘
荷根節堅硬氣味辛辣種薑處有之
按鬱金薑蒁藥三物相近而蘇恭不
細辯所說乃如一物陳藏器解紛云
蒁味苦寒色青薑黃味辛温色黃鬱金
味苦寒色赤三物不同所用全別

性	味	色	質	用	收	時	地
大寒又云溫	辛苦	黃	類生薑圓而有節	根	暴乾	(採)八月取根 (生)春生苗	(圖經)曰舊不載所出州郡今江廣蜀川多有之(道地)宜州澧州

氣　氣厚味薄陽中之陰

臭　香

主　散瘡瘍消積氣

製　剉碎用

治　[療]
[圖經曰]消氣脹及產後敗血攻心
甚驗生噉可以祛邪辟惡[日華子]
云除癥瘕血塊癰腫通月經消撲
損瘀血幷腫毒止暴風痛冷氣下
食[唐本注云]蓬主惡氣疰忤心痛
血氣結積[別錄云]瘡癬初生或始
痛癢爲末傳之

草之草

蓽撥　無毒　附根

叢生

[倉] 以一兩合桂三兩爲末醋湯下一錢
七療心痛

華撥主溫中下氣補腰脚殺腥氣消食除

胃冷陰疝痃癖○根名華撥沒主五勞七

傷陰汗核腫

所錄

苗

圖經曰此種多生竹林內正月發苗

作叢高三四尺其莖如筋葉青圓闊

二三寸如桑面光而厚三月開花白

色在表七月結子如小指大長二寸

許青黑色類椹子其根似柴胡而黑

硬也陳藏器云此藥叢生葉似蒟醬

子緊細味辛

烈於蒟醬也

地

圖經曰出波斯國今嶺南有之海藥

云出南海道地端州

氣	性	味	色	質	用	收	時		
							採	生	
氣之厚者陽也	大温	辛	青黑	類椹子而長	穗及根	灰殺暴乾	九月取穗	春生苗	

臭 香

主 冷氣嘔逆

製 雷公云凡使先去挺用頭醋浸一宿
焙乾以刀刮去皮粟子令淨方用免
傷人肺令人上氣

治 療 華子云除霍亂冷氣心痛血氣

衍義曰走腸胃中冷氣嘔吐心腹

別錄云患者口中含温水左邊疼令左鼻
吸一字右邊疼右鼻吸一字瘥陳

藏器云蓽撥沒主冷氣嘔逆心腹
滿痛止偏頭疼研爲末令

脹滿食不消寒疝核腫婦人
內冷無子去腰腎冷除血氣

倉 合阿魏療老冷心痛水瀉虛痢嘔逆
醋心產後洩痢○合人參桂心乾薑
訶子療臟腑虛冷腸鳴洩
痢○合黃牛乳煎治氣痢

禁 多服走泄眞氣令人腸虛下重

草之走

蒟醬 無毒 蔓生

蒟_{音矩}　醬主下氣溫中破痰積_{名醫所錄}

名　土蓽撥

圖經曰　劉淵林注蜀都賦云蒟醬緣
苗
木而生其實似桑椹熟時正青長二
三寸以蜜藏而食之辛香溫調五臟
今云蔓生葉似王瓜而厚大實皮黑

肉白其苗爲浮留藤取葉合檳榔食

之辛而香也兩說大同小異然則淵

林所云乃蜀種如此今說是海南所

傳耳今惟貴蓽撥而不尚蔞醬故鮮

有用者

地		圖經曰生巴蜀今夔川嶺南皆有之
	唐本注云出番禺城及西戎交愛渝
	瀘等州
	云生海藥
	云出波斯國

時	生	春生苗
	採	熟時取實

收	暴乾

用	實

質 類桑椹

色 皮黑肉白

味 辛

性 温散

氣 氣之厚者陽也

臭 香

主 調五臟散結氣

製 〔雷公曰〕凡使採得後以刀刮上麤皮
便擣用生薑自然汁拌之蒸一日了

治

療 海藥云 治咳逆上氣心腹蟲痛胃
生薑汁五兩蒸乾為度

出日乾每修事五兩用

及心腹中冷氣尤治
虛瀉霍亂吐逆 食療云 溫散結氣

胃氣疾又下氣消穀

解

酒食味

草之走

蘿摩子 無毒 蔓生

蘿摩子

蘿摩子主虛勞葉食之功同於子所錄 名醫

名 芄蘭 雀瓢

苗 [陶隱居云]葉厚大作藤兩節相對而圓其莖摘之有白汁人家多種之可以生啖亦堪蒸煮食也[唐本注云]按雀瓢是女青別名葉蓋相似以葉似

質	葉類女青
用	實莖葉
收	暴乾
時	採秋取實 生春生苗
地	圖經曰生幽州

名蘭
也

之有白汁可㗖如此汪卽是萑芃又
日萑謂之芃蘭郭璞云萑芃蔓生斷
謂之雀瓢非也又爾雅云萑芃蘭釋
女青故兼名雀瓢今陸機云幽州人

色	青
味	甘辛
性	溫散緩
氣	氣之厚者陽也
臭	香
主	丹火毒
治	[療]唐本注云條中白汁療蜘蛛蠱咬折取汁點瘡上[別錄]云蘿摩草治白癜風取白汁傅上揩令破再傅三度癰及療丹火毒遍身赤腫不

草之草

鬱金　無毒

叢生

潮州鬱金

可忍者搗綯取汁傅
之或搗傅上隨手消

鬱金主血積下氣生肌止血破惡血血淋

尿血金瘡

苗

圖經曰苗似薑黃花白質紅秋末出
莖心而無實根黃赤色此即四畔子
根也衍義曰鬱金不香今人將染釜永
最鮮明然不奈日炙染成衣則微有
鬱金之氣

地

圖經曰出西戎今廣南江西州郡亦
有之道地蜀地潮州

時

生四月生苗
採二月八月取根

收

刮去皮火乾

用	根蟬肚者爲妤
質	類薑黃輕浮而小
色	黃赤
味	辛苦
性	寒泄
氣	氣薄味厚陰也東垣云純陰
臭	香
主	破惡血散結氣

製

剉碎或碾末用

含

合溫醋摩服之療女人宿血氣心痛

冷氣結聚〇以一兩搗為末合葱白

一握相和以水一盞煎至三合去滓

溫服日三療尿血不定〇以一分合

藜蘆十分各為末和勻每服一字用

溫漿水一盞先以少漿水調下餘者

水漱口都服便以食壓之療風痰〇

以五箇大者合牛黃一皂莢子大別

細研二味同為散每服用醋漿水一

盞同煎三沸溫服療陽毒入胃下血

頻疼痛不可忍

草之草

馬先蒿　無毒　叢生

馬先蒿

馬先蒿主寒熱鬼疰中風濕痹女子帶下病無子　神農本經

名 馬屎蒿 蔚 牡蒿 切㹠蚵

苗 爛石草 虎麻 馬新蒿

苗
圖
經
曰
色八九月有實俗謂虎麻小雅所謂
匪莪伊蔚是也陸機云蔚牡蒿
牡蒿也三月始生七月華似胡麻花
而紫赤八月爲角似小豆角銳而
長郭璞注爾雅蔚牡蒿謂無子者而
陸云有子二說小異
今當用有子者爲正
圖
經
曰
生南陽川澤近道處處有之

春生苗葉如益母草花紅白

地
生
採
收
陰乾

時
生春生苗
採三月八月取莖葉

二五九

用	莖葉
質	類茺蔚苗而短
色	青
味	苦
性	平洩
氣	味厚氣薄陰中之陽
臭	香
主	袪風癲散濕痹

製 去土及根剉碎用

治 療 陶隱居云 消惡瘡

倉 細剉炒爲末每空心及晚食前溫酒
調下二錢七治大風癩疾骨肉疽敗
百節疼酸眉鬢脫
落身體習習痒痛

草之草

延胡索 無毒　　蔓生

延胡索

延胡索主破血產後諸病因血所爲者婦
人月經不調腹中結塊崩中淋露產後血
暈暴血衝上因損下血或酒摩及煑服 醫
錄所 名

色	質	用	收	時	地	苗
黃	類半夏而堅小	根蛀蚰成末者爲好	暴乾	採秋取根 生春生苗	江爲佳 海藥云生奚國從安東道來 道地 鎮 家之聖藥也 秋採之爲產 圖間多有之其根如半夏而色黃至	圖經曰春生苗作蔓延被郊野或園

味｜辛

性｜溫散

氣｜氣之厚者陽也

臭｜香

主｜破血調氣

行｜手太陰經足太陰經

治｜［療］日華子云除風治氣暖腰膝破癥
癖撲損瘀血落胎及暴腰痛［海藥］
云主腎氣破産後惡露及兒枕
［湯液本草云］止心氣痛小腹痛

二六四

囵

合三稜鼈甲大黄為散能散氣通經

絡○以一兩搗羅為散不計時候用

豆淋酒調下二錢七療墮落車馬筋

骨疼痛不止○為末合酒調服一錢

七療產後心悶手脚煩熱氣力欲絕

血暈連心頭硬及寒熱不禁○為末

合豬胰一具切作塊子炙熟蘸

藥末食之療膜外氣及氣塊

妊娠不可服

禁

一十種陳藏器餘

百丈青味苦寒平無毒主解諸毒物天行

瘴瘧痰毒並煑服亦生搗絞汁生江南林

草部

澤藤蔓縈硬葉如薯蕷對生根服令人下

痢

斫合子無毒主金瘡生膚止血搗碎傅瘡

上葉主目熱赤接滴目中云昔漢高帝戰

時用此傅軍士金瘡故云斫合子籬落間

藤蔓生至秋霜子如栁絮一名薰桑一名

雞腸

獨自草有大毒煎傅箭鏃人中之立死生

西南夷中獨莖生續漢書曰出西夜國人

中之輒死今西南夷獠中猶用此藥傳箭

鏃解之法在拾遺石部鹽藥條中

金釵股味辛平小毒解諸藥毒人中毒者

煮汁服之亦生研更烈必大吐下如無毒

亦吐去熱痰瘧瘴天行蟲毒喉閉生嶺南

山谷根如細辛三四十莖一名三十根釵

子股嶺南人用之

博落廻有大毒主惡瘡瘻根瘤贅瘜肉白

癜風蠱毒精魅溪毒已上瘡瘻者和百丈

青雞桑灰等爲末傅瘻瘡蠱毒精魅當有

別法生江南山谷莖葉如箽麻莖中空吹

作聲如博落廻折之有黃汁藥人立死不

可入口也

毛建草及子味辛溫有毒主惡瘡癰腫疼

痛未潰煎擣葉傅之不得入瘡令人肉爛

主瘧令病者取一握微碎縛臂上男左女

右勿令近肉便節成瘡子和薑搗破破冷

氣田野間呼爲猴蒜生江東澤畔葉如芥

而大上有毛花黃子如蒺藜又有建有毒

生水旁葉似胡芹未聞餘功大相似

數低味甘溫無毒主冷風冷氣下宿食不

消脹滿生西蕃北土亦無有似茴香胡人

作羹食之

草部

仰盆味辛溫有小毒主蠱飛尸喉閉水磨

服少許亦磨傅皮膚惡腫生東陽山谷苗

似承露仙根圓如仰盆子大如雞卵

離鬲草味辛寒有小毒主癥癖丹毒小兒

無辜寒熱大腹痞滿痰飲膈上熱生研絞

汁服一合當吐出胸膈間宿物生人家階

庭濕處高二三寸苗葉似蓑蘿去瘡爲上

江東有之北土無

盧藥味鹹溫無毒主折傷內損瘀血生膚

止痛主産後血病治五臟除邪氣補虛損

乳及水煑服之亦擣碎傅傷折處生胡國

似乾茅黃赤色

本草品彙精要卷之十一

草部中品之下

已上總五十一種

內一十八種今增圖

紅荳蔻 今增圖	蓽澄茄 附 宋	莏草	白前	縮砂蜜 附 宋	肉荳蔻 附 宋

蔣蘸 附 宋	胡黃連 附 宋	香附子 舊名莎草根	薺苨	蓬莪茂 宋附 旬律切	補骨脂 附 宋

艾納香 宋附 今增圖	船底苔 附宋附水中苔 今增圖	水香稜 今分條 幷增圖	白藥 附 唐	積雪草 連錢草也	零陵香 附 宋

一十種陳藏器餘

迷迭　　　　故魚網　　故緻脚布

江中採出蘆　蠡建草　含生草

菟肝草　　石芒　　　蠶繭草

問荊

草部

廣州肉荳蔻

草部中品之下

草之草

肉荳蔻 無毒 叢生

二七九

肉荳蔻主鬼氣溫中治積冷心腹脹痛霍

亂中惡冷疰嘔沫冷氣消食止瀉小兒乳

霍

名
所錄

時	地	苗	名
採六月七月取實	〔海藥〕云生秦國及崑崙〔道地〕廣州	〔圖經〕曰春生苗花實似荳蔻其形圓	〔醫〕迦拘勒
〔生〕春生苗	〔圖經〕曰出胡國今惟嶺南人家種之	小皮紫緊薄中肉辛辣而有油色者	
		爲佳枯白味薄	
		瘦虛者爲下也	

收	暴乾
用	實
質	類橡子無殼而皮皺
色	蒼褐
味	辛
性	溫散
氣	氣之厚者陽也
臭	香

止瀉痢開胃消食

主

行 手陽明經

製 〔雷公云〕凡使須以糯米作粉使熱湯
搜裹豆蔻於灰火中炮待米團子燋
黃熟然後去
米團取用

治 療〔藥性論云〕治小兒吐逆不下乳腹
痛宿食不消痰飲〔日華子云〕調中
下氣〔別錄云〕止心腹蟲痛脾胃
虛冷氣併冷熱虛洩赤白痢

合 以二顆用醋調麵裹煨黃焦和麵碾
末合炒檳子末一兩以炒陳米末二
錢煎飲調下三錢治脾泄氣痢日二
服差○合生薑湯服治霍亂吐利

禁

多服則泄氣勿令犯銅器

解

酒毒

草之木

補骨脂 無毒

植生

補骨脂主五勞七傷風虛冷骨髓傷敗腎

冷精流及婦人血氣墮胎 名醫所錄

名 補骨鵄
破故紙 婆固脂 胡韭子

苗 圖經曰莖高三四尺葉似薄荷花微
紫邑實如麻子圓匾而黑或云胡韭
子也此物本自外蕃隨海舶而來非
中華所有蕃人呼爲補骨鵄語訛爲
破故紙也

地 圖經曰出波斯國今廣南諸州及嶺
外山坂間 道地 南蕃梧州

時 生 春生苗
採 九月取實

用	質	色	味	性	氣	臭	主
子	類五味核而匾黑	黑	辛	大温	氣之厚者陽也	香	固精氣止腰痛

反　惡甘草

製　雷公云　凡使性本大燥毒用酒浸一
宿後漉出却用東流水浸三日夜却
蒸從巳至申
出日乾用

治　療　藥性論云　治腰膝冷疼痛囊濕逐
諸冷頑痺止小便利腹中冷　日華
子云　治冷勞明耳目
補　日華子云　興陽事

合　以十兩去皮洗淨爲末用去皮胡桃
瓤二十兩細研入前末內蜜和攪如
飴盛甆器中旦日以酒調服一匙治
濕傷內外衆疾久服則延年益氣悅
心明目補添筋骨服後以飯壓下如
不飲酒以湯調服但禁食芸薹羊血

草之草

蒙州零陵香

零陵香 無毒

植生

濠州零陵香

零陵香主惡氣疰心腹痛滿下氣令體香
和諸香作湯丸用之　名醫所錄

名　燕草　薰草　香草　蕙草

苗　圖經曰多生下濕地葉如羅勒亦似
麻兩兩相對莖方氣如蘪蕪常以七

五

月中旬開花至香卽古所謂蕙草是

也其莖葉謂之蕙其根謂之薰三月

採脫節者良今江淮間土生者作

香亦可用但不及湖嶺者芬薰爾

州濠

州

海藥云廣南山谷道地零陵山谷蒙

圖經曰生湖嶺諸州江淮間皆有之

生春生苗

採三月取莖葉

陰乾

莖葉

青黃

味	甘
性	平緩
氣	氣厚於味陽中之陰
臭	香
主	去邪惡辟穢氣
助	得酒良
製	[圖經曰]作窰竈以火炭焙乾令黃色乃佳
治	[療][陳藏器云]明目止淚療溲精去邪惡氣傷寒頭痛

新州縮沙蜜

草之草

縮沙蜜　無毒

植生

〔治〕合升麻細辛煎含療風邪衝心牙車
　腫痛疳䘌○合酒煎服治血氣腹脹

〔禁〕多服令人氣喘

縮沙蜜主虛勞冷瀉宿食不消赤白洩痢
腹中虛痛下氣

名醫所錄

圖 苗

圖經曰生南地者苗似廉薑形如白
豆蔻其皮緊厚而皺黃赤色又云苗
莖似高良薑高三四尺葉青長八九
寸闊半寸許三月四月開花在根下
五六月成實五七十枚作一穗狀似
益智皮緊厚而皺如粟文外有刺黃
赤色皮間細子一團八隔可四
十餘粒如黍米大微黑色也

圖 地

圖經曰生南地今惟嶺南山澤間有
之藥性論云出波斯國 道地 新州

時 採

生春生苗

採七月八月取實

收	用	質	色	味	性	氣	臭
暴乾	實	類白荳蔻皮緊厚而皺黃赤色	黑褐	辛	溫散	氣之厚者陽也	香

主　快氣消食

行
經　手足太陰經陽明經太陽經足少陰
經

助　得訶子鼈甲荳蔻白蕪荑良與白荳
蔻爲使則入肺與人參益智爲使則
入脾與黃蘗茯苓爲使則入腎與白
與赤白石脂爲使則入大小腸

製　去皮土

治
〔療〕藥性論云　治冷氣腹痛止休息氣
痢勞損消化水穀溫暖脾胃〔陳藏
器云〕主上氣欬嗽奔豚鬼疰驚癇
〔邪氣日華子云〕除一切氣霍亂轉
筋心腹痛能起酒香味

茂莪蓬州端

草之草

蓬莪茂　無毒　叢生

合治

砂仁二錢炒令熟透爲末合熱酒調
服治妊娠偶因所觸或墜高傷打致
胎動不安腹中痛不可忍者服之須
臾覺腹中胎動處極熱卽胎已安

溫州蓬莪茂

蓬莪茂主心腹痛中惡疰忤鬼氣霍亂冷
氣吐酸水解毒食飲不消酒研服之又療
婦人血氣丈夫奔㹠 名醫所錄

名

蓬莪茂 蒁 波殺

收	時	地				苗
暴乾	採九月取根	道地西戎	圖經曰生廣南諸州今江浙亦有之	爲波稜殺也	甘有大毒者	圖經曰春生田野其莖如錢大高二
	生三月生苗				器云黑邑者爲蓬莪黄邑者爲蓬莪味	三尺葉青白邑長一二尺大五寸以
					羊食者用之羊不食者則棄之陳藏	來頗類襄荷五月有花作穗黄邑頭
					惡惡者有毒西戎人取時先放羊食	微紫子似乾椹根如生薑而茂在根
					下似雞鴨卵大小不常並生一好一	

用	質	色	味	性	氣	臭	主
根堅實者爲好	類芋	黑黃	苦辛	溫泄散	氣厚味薄陽中之陰	香	破積聚消瘀血

助　得酒醋良

製
圖經曰　削去麤皮蒸熟暴乾用此物
極堅硬難擣治用時熱灰火中煨令
透熟乘熱入日中擣之即碎如粉　雷
公云　凡使於砂盆中用醋磨令盡然
後於火畔吸令
乾重篩過用之

治
療日華子云　除一切氣開胃消食通
月經及內損惡血

僉
合酒醋磨服治女子血氣心痛破癖
癖冷氣

草之草

積雪草　無毒　蔓生

二

积雪草

積雪草主大熱惡瘡癰疽浸淫赤熛皮膚

赤身熱 神農

本經

名 地錢草 連錢草 胡薄苛 海蘇

苗

圖經曰 葉圓如錢莖細而勁五月開

花蔓延溪澗之側荊楚人以葉如錢

謂之地錢草衍義曰此草今南方多

生陰濕地形如水荇而小面亦光潔

微尖為異爾今人亦謂之連錢草蓋取其象也

圖經曰生荊州川谷及咸陽臨淄

地 陽郡濕地池澤今處處有之

時 生春生苗八月九月取苗葉
採

收 陰乾

用 苗葉花

質 類水荇光潔而微尖

色 青

味	苦
性	寒洩
氣	氣薄味厚陰也
臭	香
主	熱腫丹毒
治	〔療〕唐本注云除暴熱小兒丹毒寒熱腹內熱結擣絞汁服〔藥性論云〕治療瘰鼠漏寒熱時節來往療癰瘡癰疽擣末水調傅之治一切熱毒癰疽擣末水調傅之〔衍義曰〕
含	合鹽按貼腫毒并風瘮疥癬○花擣末方寸匕合醋服療女子小腹中痛

月經初來腰中切痛連脊
間如刀錐所刺忍不堪者

草之草

白前 無毒

植生

卷十二 草部

一三

白前主胸脇逆氣欬嗽上氣名醫所錄

前白州舒

名

石藍

苗

圖經曰　苗似細辛而大色白易折亦有葉似栁或似芫花苗者並高尺許生洲渚砂磧之上根白長於細辛亦似牛膝白薇輩今用蔓生者味苦非

味	色	質	用	收	時	地
甘	白	類牛膝而白	根麁脆者爲好	暴乾	採二月八月取根 生春生苗	圖經曰生蜀中及淮浙州郡皆有之 道地越州舒州

倉		治	製	助	主	氣	性
以二兩合紫菀半夏各三兩大戟七合合水一斗漬一宿煑取三升分三服	療賁㹠腎氣 肺氣煩悶	[陶隱居云]除氣嗽 [唐本注云]治上氣衝喉中呼吸欲絕者 [日華子云]	[雷公云]凡使先用生甘草水浸一伏時後漉出去頭鬚焙乾任入藥中用	得溫藥相佐使爲良	保肺氣止欬嗽	氣厚味薄陽中之陰	微溫緩 [蜀本云]微寒

草之草

薺苨 無毒

植生

療久欬逆上氣體腫短氣脹滿不得
臥常作水雞聲者服此禁食羊肉餳

蜀州薺苨

名
蔗苨

薺苨主解百藥毒　名醫所錄

名
蔗苨

苗
[圖經曰]春生苗莖都似人參而葉小
異根似桔梗但無心爲異潤州尤多
人家收以爲果菜或作脯噉之味甚
甘美[陶隱居云]絶能殺毒以其與毒

味 甘

色 黄白

質 類桔梗而無心

用 根

收 暴乾

時 採二月八月取根
生 春生苗

地 州蜀州
圖經曰生川蜀江浙皆有之道地潤

藥共處而毒皆自然
歇不止入方家用也

性 寒 緩

氣 氣之薄者陽中之陰

臭 腥

主 熱狂溫疾

治 〔療〕日華子云 殺蠱毒蛇蟲咬署毒箭
〔別錄云〕蒸作羹粥食之利肺氣和
中明目止痛
擣爛傅疗腫
煑水服解誤食鉤吻葉毒〇汁解五

解 石毒

三一〇

草之草

白藥　無毒

興元府白藥

蔓生

臨江軍白藥　施州白藥

施州小赤藥

洪州白藥

白藥主金瘡生肌

名	白藥子 苽蔓 䕡 名醫所錄
苗	〔圖經曰〕三月生苗似苦苣葉四月而赤莖長似葫蘆蔓六月開白花八月結子其根皮黃肉白江西出者葉似烏臼子如菉豆至八月其子變成赤色
地	〔圖經曰〕出原州今夔州江西嶺南亦有之〔道地〕與元府臨江軍洪州施州
時	〔生〕春生苗〔採〕九月取根
收	暴乾

用	質	色	味	性	氣	臭	主
根	類苝蔞根	皮黃肉白	辛	温散	氣之厚者陽也	朽	消腫毒

製 洗淨細剉用

治

〔療〕〔圖經曰〕主諸瘡癰腫不散〔唐本注
云〕治刀斧折傷能止血痛〔藥性論
云〕治喉中熱塞痹不通胸中隘
塞咽中常痛腫脹〔日華子云〕消痰
止嗽治渴并吐血喉閉○
苗莖消惡瘡疥癬風瘃
合野猪尾洗去麤皮為末酒服療心
氣痛解熱毒○末合雞子清調攤貼
臍下護妊娠
傷寒恐動胎

解 野葛生金巴豆藥毒

草之草

莚草 無毒

植生

草 莚

莚[音]

紅草主消渴去熱明目益氣[名醫所錄]

紅草 名[鴻蔫[音纈] 游龍

質	用	收	時	地	苗
類馬蓼而大	莖實根	陰乾	 採五月取實 生春生苗	圖經曰舊不載所出州土今生水傍 及所在下濕地多有之	圖經曰 是一種也 若然馬蓼自 機云一名馬蓼本經云似馬蓼而大 有根如龍詩所謂隰有游龍是也陸 赤白邑高丈餘其枝幹樛屈著土處 此即水紅花也似蓼而葉大

色 紅

味 鹹

性 微寒輭

氣 氣薄味厚陰中之陽

臭 香

主 明眼目消瘡毒

治 [療]陶隱居云作湯洗除腳氣[陳藏器]云消水氣惡瘡腫作湯洗之

草之草

香附子 無毒

叢生

香附子主除胸中熱克皮毛久服令人益

氣長鬚眉　名醫所錄

名　莎草根　蓽音蒿　侯莎　雀頭香

　緹實名

豐州香附子

苗 〔圖經曰〕苗莖葉都似三稜根如棗許
周匝多毛交州者最大為勝今近道
生者苗葉似薙而瘦其子若麥門冬
附根而生如山茱黄大至秋堅實因
附根生而有香氣故謂之香附子凡
血氣藥中必用之能引血藥至氣分
而生此陽生陰長之
義乃婦人之仙藥也

地 〔圖經曰〕生田野今處處有之 〔道地〕澧
州交州者最勝

時 〔生〕春生苗
〔採〕二月八月取根下子

收 陰乾

用 根下子

色	味	性	氣	臭	主	製	治
皮黑肉紫	甘	微寒	氣之薄者陽中之陰	香	散欝快氣	碎去毛醋煑或童便浸炒黑能止血	療唐本注云大下氣除胃中熱 本草云治崩漏又能逐去凝血

雷公云凡採得後陰乾於石臼中擣

湯液

含	合蒼术撫芎解諸欝。○香附子一斤
	醋浸一日用瓦銚慢火煮令醋盡漉
	出切片焙乾爲末合艾葉末四兩當
	歸末二兩以醋糊丸如梧子大每服
	五十丸淡醋湯下治婦人經候不調
	血氣刺痛腹脇膨脹頭暈惡心崩漏
忌	帶下便血癥
	鐵器

　　　痕並宜服之

草之草

水香稜 無毒 叢生

水香稜

水香稜主丈夫心肺中虛風及客熱膀胱
間連脅下時有氣妨皮膚瘙痒癮癧飲食
不多日漸瘦損常有憂愁心忪少氣名醫所錄

名

水莎　草附子　地賴根　續根草

莎結　水巴戟　三稜草

圖經曰

苗附子河南及淮南名水莎隴西謂西

地頼根蜀郡名續根草又名水巴戟

今涪都最饒名三稜草用莖作鞋履

者是此功狀與香附

子頗相類但味差耳

謹按此種苗葉似莎草長而有稜

故名三稜草根若附子謂之草附

子圖經以此與香附子功狀相類

考之出產不同實非一種析之庶

不互用

圖經曰生博平郡池澤中及河南淮

南隴西蜀郡涪都今所在皆有之

時　生春生苗及花入冬取根
　採春取苗及花入冬取根

收	陰乾
用	苗及根
邑	苗青根紫
味	辛
性	微寒、澀
氣	氣之薄者陽中之陰
臭	香
治	療 圖經曰 苗二十斤剉以水二石五斗煮取一石五斗浴之令汗出五

合治

六度治肺中風皮膚瘙痒卽止

每載四時常用則癮瘉風永差

三斗無灰清酒中近暖處浸之春三

根二斤切熬令香以生絹袋盛貯於

月浸一日夜冬十月浸七日每空腹服

一盞日夜三四服之常令酒氣相續

治心中客熱膀胱間連脅下氣妨常

日憂愁不樂兼心松者若不飮酒以

根十兩合桂心五兩蕪荑三兩和擣

爲末蜜丸擣一千杵丸如梧子大每

空心用酒及薑蜜湯飮汁等下二十

丸日再服漸加至三十丸以差爲度

草之木

蓽澄茄 無毒　植生

蓽澄茄主下氣消食皮膚風心腹間氣脹
令人能食療鬼氣能染髮及香身 名醫所錄

名

毘陵茄子

苗

[圖經曰]春夏生葉青滑可愛結實似
梧桐子及蔓荊子而微大

地	圖經曰	生佛誓國	道地	廣州
時	生	春夏生葉		
	採	八月九月取實		
用	實			
質	類蔓荊子有柄而蔕圓			
色	黑			
味	辛			
性	溫散			
氣	氣之厚者陽也			

臭 香

主 胃寒、霍亂腎氣膀胱冷

製 [雷公云] 去柄酒拌蒸從巳至酉出細
杵任用之

治 [療] 日華子云 治諸氣并霍亂吐瀉腹
痛 [海藥云] 主心腹卒痛痰癖冷氣

倉 合高良薑各三分爲末每服二錢水
六分煎十餘沸入醋少許攪勻和滓
服之治傷寒欬
逆日夜不定者

草之草

胡黃連 無毒 叢生

廣州胡黃連

胡黃連主久痢成疳傷寒欬嗽溫瘧骨熱
理腰腎去陰汗小兒驚癇寒熱不下食霍
亂下痢 名醫所錄

名

割孤露澤

苗
圖經曰苗若夏枯草初生似蘆乾似
楊柳枯枝根頭似烏觜心黑外黃折
之肉似鸛鵒眼者
小兒藥中多用之

地
圖經曰生胡國今南海及秦隴間亦
有之唐本云出波斯國海畔陸地道
地廣
州

時
生春生苗
採八月上旬取根又不拘時月取之
根折之塵出如烟者爲眞

用
根

質
類宣黃連而麤大

色
黑黃

味	性	氣	臭	主	反	製	治
苦	平寒洩	氣薄味厚陰中之陽	香	骨蒸疳熱	惡菊花玄參白鮮皮	剉碎用	療 唐本注云 治骨蒸勞熱三消五痔并冷熱洩痢及婦人胎蒸虛驚大

人五心煩熱

補 唐本注云 補肝膽明目益顏邑厚腸胃

合 合人乳汁浸點目甚艮。○合柴胡等分為末蜜丸如雞頭大每服一二丸以酒少許水五分化開重湯煮二十沸食後服之治小兒盜汗潮熱往來

忌 與豬肉同食令人漏精

解 巴豆毒

草之草

船底苔 無毒附 水中苔 麗生

船底苔

船底苔治鼻洪吐血淋疾以炙甘草并豉
汁濃煎湯旋呷又主五淋取一團鴨子大

煮服之○水中細苔主天行病心悶擣絞

汁服

	名醫所錄
苗	生 謹按舊船之底浸漬日久得水土採 無時 之氣積襲而生也 無時
特	
收	陰乾
用	苔
色	青綠
味	淡

性　冷瀉

氣　氣之薄者陽中之陰

主　諸淋

治　療別錄云治乳石發動小便淋瀝不

通心神悶亂者以船底苔如半雞

子大以水一盞煎至五分去滓溫

服日三四服〇水中苔治小兒赤

遊行於體上下至心

即死擣末傅之良

草之草

紅荳蔲　無毒　叢生

	蔲荳紅

紅荳蔲主腸虛水瀉心腹攪痛霍亂嘔吐
酸水解酒毒

名醫
所錄

[苗]

[圖經曰]其苗如蘆高一二尺葉似薑
花作穗嫩葉卷而生微帶紅色其結
實如豆而紅卽
高良薑子也

性	味	色	質	用	收	時	地
溫散	辛	紅	類益智而赤小	實	暴乾	採秋取實 生春生苗	圖經曰出南海諸國

氣 氣之厚者陽也

臭 香

主 冷氣腹痛

治 療藥性論云 消癖霧氣毒 去宿食溫腹腸吐瀉痢疾

禁 多服令人舌麤不思飲食

解 酒毒

草之草

蔣蕪 無毒

叢生

廣州蔣蘿

蔣蘿主小兒氣脹霍亂嘔逆腹冷食不下
兩肋痞滿 名醫所錄

名 慈謀勒

苗 圖經曰三月四月生苗花實大類蛇
床而香辛今人多以和五味不聞入

味	辛
色	青褐
質	類馬芹子而輕
用	實
收	暴乾
時	〔生〕春生苗　〔採〕六月七月取實
地	〔圖經曰〕出佛誓國今嶺南及近道皆有之

藥用善滋食味多食無損若與阿魏同合奪其味耳

性　温散

氣　氣之厚者陽也

臭　香

主　健脾開胃氣

製　水洗微炒用

治　療日華子云温腸治腎氣[別錄云治
　　　膈氣消食温胃
　　　[補日華子云益
　　水臟壯筋骨

解　殺魚肉毒

草之草

艾蒳香 無毒

麗生

艾蒳香

艾蒳香去惡氣殺蟲主腹冷洩痢 名醫所錄

[地] [廣誌云] 出西國及剽國似細艾又有松樹皮綠衣亦名艾蒳可以和合諸

太乙品彙精要 卷十二 草部 三十四

香燒之能聚其煙青白

不散而與此不同也

性	味	色	質	用	收	時
溫	甘	青	類青苔	綠衣	陰乾	採無時 / 生無時

氣　氣之厚者陽也

臭　香

主　辟瘟疫去惡氣

治　[療]陳藏器云除癬辟蛀[別錄]云治傷
寒、五溲心腹注氣下寸白蟲止腸
鳴

合　合蜂窠浴脚氣甚艮

草之草

甘松香　無毒　叢生

文州甘松香

甘松香主惡氣卒心腹痛滿兼用合諸香

名醫
所錄

圖經曰叢生葉細如茅草根極繁密

苗
作湯浴令人體香
圖經曰出姑臧山野今黔蜀州郡及

地
遼州亦有之 別錄云出源州涼州 道

性	味	色	質	用	收	時		州	地
温緩	甘	紫黑	類茅草紫而繁密	根莖	暴乾	採 八月取根莖	生 春生苗	文	

氣 氣之厚者陽也

臭 香

主 消脹下氣

助 得白芷附子良

製 水洗去土

治 療日華子云治腹脹下氣 廣誌云去黑皮䵟䵍風疰齒䘌野雞痔

草之草

垣衣 無毒附地衣 麗生

垣衣主黃疸心煩欬逆血氣暴熱在腸胃

金瘡內塞久服補中益氣長肌好顏色 名
醫

所錄

名 垣嬴 天韭 鼠韭

味	色	質	用	收	時		苗
酸	青綠	類土馬騣	苔	陰乾	生無時 採三月三日		圖經曰垣衣生古垣牆背陰處青苔衣是也其石上生者名昔邪屋上生者名屋遊形療暑同已其下品又地衣冷微毒即陰地苔蘚曰瓤起者也

性 微寒、收

氣 味厚於氣、陰也

臭 腥

主 暴風口噤

製 洗去土

治 合生油調傅馬反花瘡○地衣合人垢膩為丸服七粒治卒心痛中惡

草之草

陟釐 無毒

麗生

陟釐

陟釐主心腹大寒溫中消穀強胃氣止泄
痢所錄

名醫

名

石髮

苗

圖經曰陟釐即石髮也生於水中石
上如毛而青黃似苔而麤澀古人取

以作紙謂之苔紙作脯謂之苔脯蓋
可啖也別錄云生於水石上者名陟
釐浮於水中者乃苔爾二物俱產水
中然水苔性冷陟釐甘温爲異也

地 圖經曰 生江南池澤

時 生 春生
採 無時

收 陰乾

用 苔水中石上者爲好

質 類水苔而麁澀

色 青黄

味 甘

性 大温

氣 氣之厚者陽也

臭 腥

主 益胃厚腸

治 〔療〕〔圖經曰〕治虛冷下痢〔衍義曰〕止渴
　疾

忌 食鹽

草之草

乾苔　無毒　水生

乾苔主痔殺蟲及霍亂嘔吐不止煑汁服
之又心腹煩悶者冷水研如泥飲之即止
又發諸瘡疥下一切丹石殺木蠱蟲內木
孔中但是海族之流皆下丹石　名醫
所錄

用	色	味	性	氣	臭	禁	解
苔	綠	鹹	寒又云溫	味厚於氣陰也	腥	多食令人痿黃少血色	諸藥毒

草之走

莀葵 _無
毒 水生

葵莀

莀葵主消渴去熱淋利小便 名醫
所錄

名 接余 苕荍菜 葉 荍

質	用	收	時	地			苗
類蘋而圓	莖葉	暴乾	<small>採</small>無時　<small>生</small>春生苗	<small>圖經曰</small>生水中今處處池澤中皆有	青下白江東人食之醫方鮮用	在水面根在水底大如釵股上	<small>圖經曰</small>此即荇菜也生水中葉圓似

其中 苗部分右起第一、二、三列文字：

苗 圖經曰此即荇菜也生水中葉圓似
蓴而在莖端花黃色極繁盛其根長
短隨水深淺詩所謂參差荇菜是也
陸機云莖白葉紫赤色圓徑寸餘浮

色	味	性	氣	臭	主	製	治
莖白葉紫赤	甘	冷緩	氣之薄者陽中之陰	腥	諸淋	水洗剉碎用	療別錄云擣汁服之除寒熱

解 蠱毒毒藥

草之草

女菀 無毒 叢生

女菀

女菀出神農　主風寒洗洗霍亂洩痢腸鳴
本經

上下無常處驚癇寒熱百疾　神農本經療

肺傷欬逆出汗久寒在膀胱支滿飲酒夜

食發病

以上朱字

以上黑字

名醫所錄

名

白菀　織女菀　茆柳音

苗

[唐本注云] 此即白菀也苗葉與八紫菀
相類但根白爾其療體並同無紫菀
特亦可

地

通用也

[別錄云] 生漢中川谷或山陽

氣	性	味	色	質	用	收	時
氣之厚者陽也	温散	辛	白	類細辛而白	根	陰乾	採正月二月取根　生春生苗

臭 香

主 咳嗽

反 畏鹵鹹

草之草

王孫 無毒 植生

王孫

王孫出神農主五臟邪氣寒濕痹四肢疼

本經

酸膝冷痛　神農本經療百病益氣字名醫

以上朱字　以上黑字名醫

所錄

名

長孫　黃孫　黃昏　白功草

海孫　蔓延　牡蒙

苗					地	時	收	用	質	色
					圖	生 採	暴	根	類	紫
蜀本注云葉似及已而大根長尺餘	皮肉亦紫色唐本注云小品述本草	牡蒙一名王孫藥對有牡	蒙無王孫此則一物明矣		圖經曰生海西川谷及汝南城郭垣	下	生春生苗	秋取根	乾	及已

味 苦

性 平洩

氣 味厚於氣陰也

主 金瘡止痛

治 [療]唐本注云療金瘡破血生肌止痛

[補]唐本注云益氣補虛

赤白痢除腳腫發陰陽也

益氣補虛

草之草

土馬騣 無毒

麗生

土馬駿

土馬駿治骨熱敗煩熱毒癰䪏鼻所錄　名醫

地

生於背陰古牆垣上有之歲
多雨則茂盛世人以爲垣衣非此垣
衣生垣牆之側此物生垣牆之上比
垣衣更長大抵苔之類也以其所附
不同故立名與主療亦異在屋則謂
之屋遊死苔在牆垣則謂之垣衣土

馬騣在地則謂之地衣在井則謂之
井苔在水中石上則謂之陟釐土馬
騣近世常用而諸書
未著故附新定條焉

時	收	用	質	色	味
生 春生 採 無時	陰乾	苔牆垣上者佳	類垣衣而長	綠	酸

性　寒

氣　氣薄味厚陰也

臭　腥

草之草

蜀羊泉　無毒　植生

蜀羊泉

間實積名醫所錄

蜀羊泉 本經 出神農 主頭禿惡瘡熱氣疥瘙痂
癬蟲療齲齒 神農本經 女子陰中內傷皮
以上黑字

以上朱字

名 羊泉 羊飴 漆姑

味	色	用	收	時	地	苗
苦	青	苗葉	陰乾	〔採〕三月四月取苗 〔生〕無時	陰濕地皆有之 〔圖經曰〕生蜀郡川谷〔唐本注云〕處處	〔唐本注云〕葉似菊花紫色子類枸杞子根如遠志無心有糝方藥不復用彼土人時有採識者

性 微寒 泄

氣 味厚於氣陰也

主 漆瘡

製 剉碎用

治 療唐本注云主小兒驚生毛髮

草之木

莵葵 無毒 植生

蒐葵主下諸石五淋止虎蛇毒所錄 名醫

名 蕁

苗 [圖經]曰似葵而葉小狀若藜有毛沾
餚烱切而唼之甚滑爾雅所謂蕁蒐
葵是也 [唐本注]云苗如石龍芮葉光
澤花白似梅莖紫邑 [衍義]曰綠葉如

蒐葵

色	質	用	收	時	地	
				採	生	
葉綠莖紫	類石龍芮	莖葉	暴乾	六月七月取莖葉	春生苗	[爾雅云]所在平澤及田間皆有之

黄蜀葵花似拒霜甚雅形如至小者
初開單葉蜀葵有櫃心邑如牡丹姚
黄藥則蜀葵也唐劉夢得云
蒐葵燕麥領春風者此也

味 甘

性 寒緩

氣 氣之薄者陽中之陰

主 淋瀝熱結

治 療別錄云治蛇虎毒諸瘡擣汁飲之
及塗瘡能解毒止痛

草之草

蘚草 無毒 植生

草蕱

蕱草主暴熱喘息小兒丹腫 名醫所錄

名 蕱榮

苗 唐本注云葉圓似澤瀉而小花青白亦堪噉江南人用蒸魚食之甚美

地 圖經曰生水傍所在有之

時		收	用	質	色	味	性	氣
生	春生苗	暴乾	莖葉	葉類澤瀉而小	青	甘	寒緩	氣之薄者陽中之陰
採	五月六月取莖葉							

五一

主 熱毒

製 剉碎用

草之草

鱧腸 無毒

植生

鱧腸州滁

鱧腸

鱧腸主血痢鍼灸瘡發洪血不可止者傅
之立已汁塗髮眉生速而繁

名

蓮子草　旱蓮子　金陵草

苗

圖經曰葉似柳而光澤莖似馬齒莧
高一二尺花細而白其實若小蓮房

色	質	用	收	時		地		
青	類旋覆	莖葉	陰乾	採三月八月取莖葉	生春生苗	之南方尤多 道地滁州	圖經曰生下濕地及在坑渠間亦有	蘇恭云以其苗似旋覆者是也一種苗梗枯瘦頗似蓮花而黃色實亦作房而圓摘其苗皆有汁出須臾卽黑故取此以烏髭髮也

味 甘酸

性 平緩

氣 氣之薄者陽中之陰

臭 朽

主 烏髭髮排膿止血

製 [孫真人云] 揀擇無泥土者不宜水洗
剉碎用

治 [療][日華子云] 通小腸長髭髮傅一切
瘡并蠱瘻[蕭炳云] 作膏點鼻中添
腦

草之草

爵牀 無毒

叢生

爵牀

爵牀主腰脊痛不得着牀俛仰艱難除熱可作浴湯 神農本經

名	香蘇　赤眼
苗	[唐本注云]此草似香菜葉長而大或 如荏且細 [圖經曰]生漢中川谷及平澤熟田道 傍有之
地	[圖經曰]生漢中川谷及平澤熟田道
時	[生]春生苗 [採]無時
收	陰乾
用	莖葉
質	類香菜
色	青

味 鹹

性 寒 輭

氣 味厚於氣陰也

臭 朽

主 血脹下氣

製 剉碎用

治 療唐本注云汁塗杖瘡立差

草之草

井中苔萍 _{無毒} 附藍

井中苔萍 麗生

井中苔萍 _{苔萍}

井中苔及萍主漆瘡熱瘡水腫井中藍殺

野葛巴豆諸毒 _{名醫} 所錄

氣	性	味	色	用	收	時	苗
味厚於氣陰也	大寒洩	苦	綠	苔	陰乾	[採]不拘時取 [生]春生	[陶隱居云]廢井中多生苔萍及博土間生雜草菜藍在井中者彌佳

香茅州淄

草之草

茅香花　無毒　附白　叢生

茅香花

香茅州丹　　香茅軍嵐岢

茅香花主中惡溫胃止嘔吐療心腹冷痛

苗葉可煮作浴湯辟邪氣令人身香 名醫所錄

[苗]

[圖經]曰苗似大麥五月開白花亦有黃花者或有結實者亦有無實者其莖葉黑褐邑而花白者名曰茅香即非白茅香也又有一種白茅香味甘平無毒生安南如茅根花白根如茅但明潔而長皆可作湯

[衍義]曰茅香

浴也

[地]

[圖經]曰生劒南道諸州今陝西河東京東州郡亦有之[道地]丹州尚嵐軍

淄州

氣	性	味	色	質	用	收	時
氣厚於味陽中之陰	溫洩	苦	白	花似蘆花而輕輭根如茅根而潔白	花及根	暴乾	生三月生苗 採正二月取根五月取花八月取莖

臭 香

主 辟惡止血

治 療日華子云白茅香花塞鼻洪傳久
不合炎瘡醫刀箭瘡止血并痛煎
服止吐血鼻衄 陳藏器云 白茅香
主惡氣令人身香美煑服止腹內
冷痛 別錄云 白茅根煑汁飲之治
熱淋疾艮
白茅根燒末合脂膏塗諸竹木刺在
肉中不出亦治因風致腫

草之草

馬蘭 山蘭 無毒附 植生

馬蘭

馬蘭主破宿血養新血合金瘡斷血痢蠱
毒解酒疸止鼻衄吐血及諸菌毒生擣傅
蛇咬人山蘭亦大破血 名醫
所錄

名 紫菊

苗
圖經曰如澤蘭氣臭楚詞以惡草喩
惡人北人見其花呼爲紫菊以其花
似菊而紫也又山蘭生山側似劉寄
奴葉無椏不對生花心微黃赤亦大
破血里人
多用之
地
圖經曰生水澤傍
時生春生苗
採夏秋取
收陰乾
用莖葉
質類澤蘭

色	花紫葉綠
味	辛
性	平散
氣	氣之薄者陽中之陰
臭	臭
主	調血解毒

草之走

使君子 無毒

蔓生

眉州使君子

使君子主小兒五疳小便白濁殺蟲療瀉
痢所錄

名醫

〔苗〕

〔圖經曰〕莖作藤如手指其葉青如兩
指頭長二寸三月生花淡紅色久乃
深紅有五瓣七八月結子如拇指長
寸許大類梔子亦似訶梨勒而輕有

	五稜其殼紫黑殼內有仁白殼俗傳
	始因潘州郭使君療小兒多是獨用
	此物後來醫家因
	號爲使君子也
地	野中及水岸皆有之 [道地] 眉州
	[圖經]曰生交廣等州今嶺南州郡山
	[生]春生苗
時 [採]	七八月取實
收	暴乾
用	仁
質	類訶梨勒而輕
色	紫黑

味　甘

性　溫緩

氣　氣之厚者陽也

臭　香

主　消疿殺蟲

草之草

百脈根　無毒

植生

百脈根主下氣止渴去熱除虛勞補不足

百脈根

名醫
所錄

苗唐本注云葉似苜蓿花黃根如遠志

地圖經曰出肅州巴西

〔氣〕	〔性〕	〔味〕	〔色〕	〔質〕	〔用〕	〔收〕	〔時〕
氣之薄者陽中之陰	微寒	甘苦	黃	類遠志	根	日乾	〔生〕春生苗　〔採〕二月八月取根

臭　朽

主　降氣除熱

製　酒浸或水煮用

草之草

白荳蔲　無毒

植生

白荳蔻主積冷氣止吐逆反胃消穀下氣

所錄

名　多骨

名醫

苗

圖經曰形如芭蕉葉似杜若長八九
尺而光滑冬夏不凋花淺黃色子作

朵如葡萄其子初
出微青熟則變白
有之不及蕃舶者佳

地　〔圖經曰〕出伽古羅國今廣州宜州亦

時　〔生〕春生苗　〔採〕七月取實

收　暴乾

用　實

質　類縮砂蜜碧而辛香

色　皮白仁碧

味　辛

性　大溫散

氣　氣厚味薄陽也

臭　香

主　諸氣胃冷

行　手太陰經

製　去殼

治　療[東垣云]破肺中滯氣退目中雲氣
　　散胷中冷氣補上焦元氣
含　合好酒調末服療胃氣冷噯食卽欲
吐

草之草

地笋 無毒

叢生

地笋

地笋利九竅通血脉排膿治血止鼻洪吐
血產後心腹痛一切血病肥白人產婦可

作蔬菜食甚佳 名醫所錄

苗 圖經日 地笋乃澤蘭根也苗高二三
尺莖幹青紫色作四稜葉生相對如
薄苛葉而有毛七月開花紫白色其
根紫黑如粟根南人採其嫩而有節
者淹作
茄亦美

地 圖經日 生汝南諸大澤傍及下濕地
今荊隨壽蜀州河中府皆有之 道地
徐州
梧州

時 生 二月生苗
採 八月取根

收 暴乾

用 根

質 類粟根

色 紫黑

味 甘

性 温

氣 氣厚於味陽中之陰

草之草

海帶 無毒 麗生

海帶

海帶催生治婦人及療風亦可作下水藥

名醫
所錄

苗 〔圖經曰〕北海藻更麤柔韌而長今登州人取乾之可以束器物者是此

地 〔圖經曰〕生東海水中石上

氣	性	味	邑	質	收	時		生
						採		
氣薄味厚陰也	寒洩	苦鹹	黑	類海藻麤而長	暴乾	無時		無時

草之草

陀得花

陀得花主一切風血浸酒服 _{名醫所錄}

名	三勒漿
苗	圖經曰勒漿
	圖經曰胡人採此花以釀酒呼爲三
地	圖經曰生西國
用	花
味	甘
性	溫緩

潤州藭草

氣 氣之厚者陽也

草之草

藭草　無毒

植生

蔛草治惡瘡疥癬風瘙^{名醫}所錄

名	根	白藥
苗		陳藏器云葉如茗而細黑邑生山澤間今瘡家多用之
地		圖經曰生潤州台州道地婺州
時	生	春生苗
	採	二月三月取
收		暴乾
用		莖葉
質		類茜草亦如細辛

色	味	性	氣	臭	主	製	治
黑	苦	平涼洩	氣之薄者陽中之陰	香	蟲瘡疥癬	九蒸九暴	[療][圖經曰]諸瘡疥痂瘻蝕及牛馬諸瘡並治之

〔合治〕以一斤淨洗爲末合生蜜二斤和爲膏用甎器盛之九蒸九暴令病人五更起面東用匙抄藥如粥服之每服四兩以稀粟米飲壓之粥飲不可太熱或吐或下皆不妨療久病肺損咯血一服愈尋常咳嗽血妄行每服一匙可也

〔忌〕犯鐵器

一十種陳藏器餘

迷迭香味辛溫無毒主惡氣令人衣香燒之去鬼魏畧云出大秦國廣志云出西海

海藥云味平不治疾燒之祛魅氣合羞
活為丸散夜燒之辟蚊蚋此外
　別無
　用矣
故魚網主鯁以網覆鯁者頸差如羹汁飲
之骨當下矣
故縋脚布無毒主天行勞復馬驚風黑汗
洗汁飲帶垢者佳
江中採出蘆蘆令夫婦和同用之有法此
江中出波蘆也

蝨建草味苦無毒去蟣蝨挼取汁沐頭盡

死人有誤吞蝨成病者搗絞汁服一小合

亦主諸蟲瘡生山足濕地莖葉似山丹微

赤高一二尺又有水竹葉如竹葉而短小

生水中亦云去蝨人取水竹葉生食

含生草主婦人難產口中含之立差亦咽

其汁葉如卷栢而大生靺鞨國其葉煑之

不熱無毒

兎肝草味甘平無毒主金瘡止血生肉解
丹石發熱初生細軟似兎肝一名雞肝與
蘩蔞同名

石芒味甘平無毒主人畜爲虎狼等傷恐
毒入肉者取莖雜葛根濃煮服之亦取汁
生高山如芒節短江西人呼爲折草六月
七月生穗如荻也

蠶繭草味辛平無毒主蠶及諸蟲如蠶蟲類

咬人恐毒入腹煑汁服之生搗傅瘡生濕

地如蓼大莖赤花白東土亦有之

問荆味苦平無毒主結氣瘤痛上氣氣急

煑服之生伊洛間洲渚苗似木賊節節相

接亦名接續草

四
一
九

本草品彙精要卷之十二